Meal Prep Für Anfänger:

Der ultimative Leitfaden für Anfänger zur schnellen & einfachen Mahlzeitenvorbereitung mit Rezepten zur Gewichtsreduktion – Gesunde, cleane Ernährung zur Fettverbrennung + 50 einfache Rezepte zur schnellen Gewichtsreduktion!

Von *Louise Jiannes*

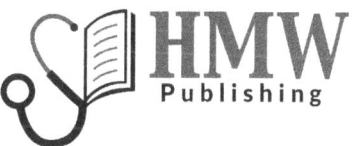

Für weitere tolle Bücher besuchen Sie uns:

HMWPublishing.com

Ein weiteres Buch kostenlos herunterladen

Ich möchte mich bei Ihnen für den Kauf dieses Buches bedanken und Ihnen ein weiteres Buch (genauso lang und wertvoll wie dieses Buch), „Gesundheits- & Fitnessfehler, von denen Sie nicht wissen, dass Sie sie machen", völlig kostenlos anbieten.

Klicken Sie auf den untenstehenden Link, um sich anzumelden und es zu erhalten:

www.hmwpublishing.com/gift

In diesem Buch werde ich die häufigsten Gesundheits- und Fitnessfehler aufschlüsseln, die Sie wahrscheinlich gerade begehen, und ich werde aufzeigen, wie Sie sich leicht in die beste Form Ihres Lebens bringen können!

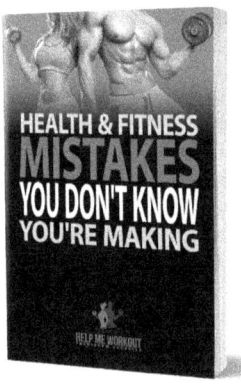

Zusätzlich zu diesem wertvollen Geschenk haben Sie auch die Möglichkeit, unsere neuen Bücher kostenlos zu bekommen, an Gewinnspielen teilzunehmen und andere wertvolle E-Mails von mir zu erhalten. Besuchen Sie den Link, um sich anzumelden:

www.hmwpublishing.com/gift

Inhaltsverzeichnis

Einführung 8

Kapitel 1: Mahlzeitenvorbereitung 101 12

Kapitel 2: Erste Schritte 17

Bewertung Ihrer Essgewohnheiten 17

Auswahl der Zutaten 19

Nutzen Sie Ihre Kräutern und Gewürzen 21

Zusammenstellung Ihrer Rezepte 22

Kapitel 3: Hacks und Ideen 24

Einmal pro Woche kochen 24

Halten Sie es einfach 25

Füllen Sie den Gefrierschrank. 26

Verwenden Sie Ihren Slow Cooker. 26

Mischen und kombinieren 27

Halten Sie Ihren Kühlschrank übersichtlich. 28

Kapitel 4: Rezepte 29

Schnelle Haferflocken im Glas 29

Gebackenes Hähnchen und Süßkartoffel 31

Vorbereitete Sandwiches für den Gefrierschrank 33

Schneller Apfel-, Mandel- und Preiselbeersalat 35

Tofu-Zucchini-Salat 38

Huhn mit Gemüse 40

Quinoa-Frittata 42

Buttermilch-Pfannkuchen 44

Hühnerwurst mit Spiralgemüse 46

Frühstück-Quesadillas 48

Blaue Beeren-Frühstücksriegel 52

Hühner- und Knoblauch-Limettenspießchen 55

Vegetarischer Taco-Salat 57

Gebackene Fischstäbchen 59

Gemüse- und gegrillte Hähnchenschalen...........................61

Orangenhuhn 64

Burrito-Schale 66

Gefrierschrankfreundliche Fleischklopse............................70

Fenchelwurst-Ragu 73

Gebratene Tiefkühlkost 76

Mini-Parfaits 80

Gesunder Snackbehälter 82

Hühnerschalen mit Sesamkruste..84

Chipotle-Chili mit Huhn 86

Gebackene Zucchini-Snack-Chips 89

Melba Ref Pfirsich-Haferflocken 91

Frühstücksriegel mit Quinoa 93

Speck-Schoko-Chip-Cookies 95

Müsliriegel aus Nüssen und Samen 97

Würzige Jicama-Pommes in Schnürsenkelform 100

Frühstücksbrei 102

Gebackenes Huhn mit Süßkartoffeln 104

Birnnudeln mit Joghurt-Parfait..................................106

Frühstücksauflauf 107

Einfache erbsenähnliche Suppe................................109

Zucchinisalat mit Spinat und Avocado-Dressing.........112

Curry-Quinoa-Salat..114

Huhn mit Gravy, Slow Cooker Art..............................116

Pudding mit Chia, Ingwer und Grapefruit 119

Spiralisierte Zucchini mit Mais und Tomaten 121

Vegetarische Lasagne..123

Eier- und Gemüsebecher 125

Granola mit Pekannuss, Preiselbeere und Orangen ...127

Cashewmilch mit Vanille 129

Energetisierender Superfood-Smoothie 131

Banane, Spinat und Erdbeere...................................133

Kiwi-Bananen-Smoothie..134

Banane Superfood Smoothie mit Smoothie 136

Orangen-Karotten-Smoothie 138

Fruchtiger Power-Smoothie......................................139

Fazit **141**

Schlussworte **143**

Über den Co-Autor..145

Einführung

Ich möchte mich bei Ihnen bedanken und Ihnen zum Kauf des Buches „Vorbereitung von Mahlzeiten" gratulieren. Jeden Tag suchen die Menschen nach Lösungen, um sich gesund zu ernähren. Es ist nie einfach, Mahlzeiten zu planen, die nicht nur lecker, sondern auch gesund sind. Da viele jedoch so beschäftigt sind in ihrer Arbeit oder kümmern sich um ihre Kinder, wird es schwierig für sie, gesunde und nahrhafte Mahlzeiten für sich und ihre Familie zuzubereiten. Meistens kaufen sie Fast-Food-Gerichte.

Nicht jeder hat die Zeit und das Budget, um im Handumdrehen köstliche Mahlzeiten zuzubereiten. Andere wissen nicht, wie man Mahlzeiten im Voraus zubereitet, weil es ihnen schwer fällt, dies zu tun. Aber denken Sie daran, dass gesundes Essen viele bedeutende Vorteile hat, die nicht nur für Sie, sondern auch für Ihre ganze Familie von Vorteil sind.

Ärgern Sie sich nicht, da Sie jetzt den Schlüssel für gesunde Mahlzciten im Voraus in der Hand halten! Dies ist ein großartiges Buch, das Ihnen den Einstieg in die Zubereitung nahrhafter Mahlzeiten für die ganze Familie erleichtert, auch wenn Sie beschäftigt sind. In diesem Buch lernen Sie die Grundlagen der Lebensmittelvorbereitung kennen, verschiedene Lebensmittel, mit denen Sie Ihre Mahlzeiten auf viele verschiedene Arten zubereiten können, und vor allem lernen Sie, wie Sie sie richtig und nahrhaft zubereiten!

Die Zubereitung der Mahlzeiten ist zeitsparend, gesund und budgetfreundlich. Abgesehen davon ist es eine Form der Gewohnheit, die Sie in Ihr tägliches Leben aufnehmen können. Es gibt keinen richtigen oder falschen Weg, wie Sie Ihre Mahlzeiten zubereiten können. Wichtig ist, dass Sie das Wissen anhäufen und es nutzen. Die Möglichkeiten und Vorteile sind wirklich lohnenswert. Beginnen Sie mit dem Lesen und bereiten Sie Ihre Mahlzeiten vor! Viel Spaß beim Lernen und Vorbereiten! Nochmals vielen Dank, dass Sie sich für dieses Buch entschieden haben. Ich hoffe, es gefällt Ihnen!

Außerdem empfehle ich Ihnen, sich für unseren E-Mail-Newsletter anzumelden, um über neue

Buchveröffentlichungen oder Werbeaktionen informiert zu werden. Sie können sich kostenlos anmelden und erhalten als Bonus ein kostenloses Geschenk: unser Buch „*Gesundheits- & Fitnessfehler, von denen Sie nicht wissen, dass Sie sie machen*"! Dieses Buch wurde geschrieben, um zu entmystifizieren, die wichtigsten Vor- und Nachteile aufzudecken und Sie endlich mit den Informationen auszustatten, die Sie benötigen, um sich in der besten Form Ihres Lebens zu befinden. Aufgrund der überwältigenden Menge an Fehlinformationen und Lügen, die von Magazinen und selbsternannten „Gurus" erzählt werden, wird es immer schwieriger, zuverlässige Informationen zu erhalten, um in Form zu kommen. Im Gegensatz zu Ddtzenden von voreingenommenen, unzuverlässigen und nicht vertrauenswürdigen Quellen, um Ihre Gesundheits- und Fitnessinformationen zu erhalten. In diesem Buch ist alles aufgeschlüsselt, was Sie brauchen, um in kürzester Zeit Ihre gewünschten Fitnessziele zu erreichen.

Um sich für unseren kostenlosen E-Mail-Newsletter anzumelden und ein kostenloses Exemplar dieses wertvollen Buches zu erhalten, besuchen Sie bitte den Link und registrieren Sie sich jetzt: www.hmwpublishing.com/gift

Kapitel 1:

Mahlzeitenvorbereitung 101

Wenn es um gesunde Ernährung geht, ist die Vorbereitung immer der beste Schlüssel zum Erfolg. Eine Studie legt sogar nahe, dass das Kochen und Vorbereiten von Mahlzeiten in direktem Zusammenhang mit besseren Ernährungsgewohnheiten steht. Die Vorbereitung von Mahlzeiten oder Vorkochen wird weltweit immer beliebter. Sie waren der Hauptdarsteller, und jetzt machen mehr Menschen diese Art von System für die Vorbereitung von Nahrungsmitteln. Menschen, die sich mit speziellen Diäten wie Weight Watchers oder Paleo beschäftigen, genießen die Vorteile der Vorbereitung von Mahlzeiten, da es schwierig sein kann, ihre Gerichte zuzubereiten, insbesondere wenn sie einer strengen Diät folgen.

Die Vorbereitung von Mahlzeiten kann von Person zu Person unterschiedlich sein. Daher ist es wichtig, dass Sie einen Zeitplan finden, der für Sie gut funktioniert und welche Arten von Lebensmitteln Sie lieben. Aber zuerst möchte ich

Ihnen zeigen, wie die Vorbereitung von Mahlzeiten zu einem Lebensveränderer geworden ist:

- **Spart Zeit:** Der Der Hauptvorteil der Mahlzeitenvorbereitung besteht darin, Zeit zu sparen. So können Sie sich unter der Woche gesund ernähren, ohne sich stundenlang darauf vorbereiten zu müssen. Es ist schwer, endlos vor Ihren Kühlschrank zu starren, ohne zu wissen, welche Lebensmittel Sie für Ihre Familie zubereiten sollen. Wenn Sie wissen, dass eine effiziente Essenszubereitung schnell erledigt werden kann, können Sie Ihre Mahlzeiten im Handumdrehen zubereiten. Außerdem verkürzt sich die Zeit, die Sie benötigen, um zum Supermarkt zu gehen, um Ihre Mahlzeit für den Tag zu kaufen.

- **Spart Geld:** Einige Leute denken, dass man, um sich gesund zu ernähren, eine beträchtliche Menge

Geld ausgeben muss. Die Mahlzeitenvorbereitung beweist, dass sie falsch liegt! Im Gegenteil, eine Vorbereitung von Mahlzeiten wird Ihnen helfen, etwas Geld zu sparen, da Sie in der Lage sein werden, Massenartikel zu kaufen und Ihren Gefrierschrank gut nutzen können. Haben Sie keine Angst, frische Kräuter oder größere Mengen an Huhn zu kaufen. Es gibt Möglichkeiten, sie für die spätere Verwendung zu speichern.

- **Ermöglicht Ihnen, gesunde Entscheidungen zu treffen:** Beschäftigt zu sein, gibt Ihnen nicht zu viel Zeit, um Mahlzeiten zu Hause zuzubereiten, daher der Grund, warum Sie sich meistens für Fastfood-Mahlzeiten entscheiden. Die gute Sache über Mahlzeitvorbereitung ist, dass Sie nicht durch das Essen der Schnellimbisse jeden Tag gehen müssen. Sie müssen sich nicht auf sie als Last-Minute-Alternative verlassen.

- **Das Einkaufen wird zugänglicher gemacht:** hilft Ihnen, sich zu organisieren und eine Liste der Dinge zu haben, die Sie für die Zubereitung Ihrer Mahlzeiten benötigen. Eine Liste zu erstellen hilft, den Kauf von verarbeiteten Lebensmitteln und zuckerhaltigen Produkten zu vermeiden, die Sie nicht benötigen.

- **Portionskontrolle lernen:** Wenn Sie eine strenge Diät befolgen oder einfach nur ein gesundes Leben führen wollen, ist Portionskontrolle ebenso notwendig, um auf Ihrer Reise erfolgreich zu sein. Da Sie bereits im Voraus für Ihre Mahlzeiten vorbereiten, können Sie wissen, welche Lebensmittel und wie viele Kalorien es in der Nahrung gibt, die Sie konsumieren werden. Dies wird Ihnen auch einen guten Einblick geben, welche Lebensmittel besonders gut für Ihre Gesundheit sind.

- **Abwechslung in die Mahlzeit bringen:** Obwohl es den Anschein haben mag, dass die Mahlzeitenvorbereitung eine ziemliche Herausforderung sein kann, haben Menschen, die ihre Mahlzeit nicht planen, laut Statistik mehr Tendenzen, immer wieder die gleiche Nahrung zu essen. Die Mahlzeitenvorbereitung hingegen ermöglicht Ihnen eine große Vielfalt in Ihren Mahlzeiten.

Dies sind nur einige der Vorteile, die Sie erreichen können, sobald Sie anfangen, Ihre Mahlzeiten vorzubereiten. Das Schöne daran ist, dass es keine Grenzen und keine strengen Regeln gibt. Sie haben die Freiheit, kreativ zu sein und verschiedene Gerichte für Ihre ganze Familie auszuprobieren. Das Wichtigste ist, dass Sie sich jede Woche ein wenig Zeit dafür nehmen. Sobald Sie sich mit dem System vertraut gemacht haben, das gut zu Ihnen passt, wird alles im Handumdrehen erledigt.

KAPITEL 2: ERSTE SCHRITTE

Wenn Sie neu in dieser Art von Methode sind, stehen Ihnen hier ein paar der grundlegenden Dinge zur Verfügung, die Sie wissen müssen, damit Sie planen und sich auf Ihre Mahlzeiten vorbereiten können.

Bewertung Ihrer Essgewohnheiten

Die Essgewohnheiten von Ihnen und Ihren Familien können sich jede Woche ändern. Es hängt alles von Ihrem Arbeitsplan, Ihren Schulaktivitäten, Reiseplänen, Verpflichtungen und einem anderen Zeitplan ab, den Sie für die Woche aufgestellt haben. Berücksichtigen Sie diese Szenarien bei der Erstellung eines Plans:

- Wie viele Mahlzeiten haben Sie an einem Tag? Bewerten Sie den Zeitplan, den Sie und Ihre Familie haben. Haben Sie eine grobe Vorstellung von jedem und jedem Zeitplan, so dass Sie wissen, wie viele Mahlzeiten Sie für die ganze Woche vorbereiten werden.

- Zeit der Zubereitung der Mahlzeiten: Wenn Sie denken, dass Sie in der kommenden Woche einen vollen Terminkalender haben, überlegen Sie, nach Rezepten zu suchen, die einfach zuzubereiten sind oder weggelassen werden können, während Sie arbeiten, wie Rezepte mit dem Slow Cooker.

- Stimmung: Heißhungerattacken, Saisonschwankungen können die Zubereitung der Mahlzeiten erheblich beeinflussen. Es kann vorkommen, dass das Essen, das Sie zubereiten möchten, nicht über die verfügbaren Zutaten verfügt, weil es außerhalb der Saison oder nicht verfügbar ist. Wetterbedingungen wie Winter oder Regenzeiten benötigen heißes und warmes Essen, also versuchen Sie, sich auch auf diese Art von Situation vorzubereiten.

- Budget: Denken Sie an Produkte, die im Angebot und in der Saison sind. Manchmal können Produkte, die außerhalb der Saison sind, etwas teuer sein. Achten

Sie also darauf, dass Sie über genügend Budget verfügen, um Ihre Mahlzeiten zuzubereiten.

- Ein Plan, indem Sie sie mit einem Stift und Papier oder Ihren Apps aufschreiben. Notieren Sie sich geplanten Mahlzeiten und wie viele Personen das sein werden. Achten Sie darauf, dass Sie auch angeben, was Sie mit Ihren Resten machen können.

Auswahl der Zutaten

Einige Tipps, die Sie bei der Auswahl einiger der frischen Zutaten für die Zubereitung gesunder und nahrhafter Alltagsgerichte verwenden können:

- *Suchen Sie nach lokalen Produkten:* Abhängig von Ihrem Standort ist es am besten, die lokalen Lebensmittel zu kennen, die auf Ihrem Markt erhältlich sind. Auf diese Weise können Sie die Mahlzeiten planen, die Sie zubereiten werden, und Sie sind bereits mit den Zutaten vertraut, die in der Saison in Ihrer Nähe sind.

- *Fleisch:* Genau wie bei Fisch möchte man nach Fleisch suchen, das hellrot ist. Vermeiden Sie Fleisch, das bereits eine bräunlich-rote Farbe hat. Das bedeutet, dass es nicht mehr frisch ist. Achten Sie darauf, dass Sie auch an Ihrem Fleisch riechen. Wenn es schlecht riecht, stehen die Chancen gut, dass es schon ziemlich lange da liegt – kaufen Sie es nicht.

- *Huhn:* Frisches Huhn sollte rosa aussehen. Kaufen Sie kein Huhn, das bereits gräulich ist und Risse hat. Wie bei Fleisch und Fisch ist es wichtig, dass es keinen merkwürdigen Geruch hat. Achten Sie also immer darauf, dass Sie sie zuerst daran riechen. Bei gefrorenem Huhn sollte man auf zu viel Blut achten, da diese beim Verpacken manchmal falsch behandelt werden können Dies erhöht das Risiko einer starken bakteriellen Kontamination, da diese hätte aufgetaut und dann ein paar Mal eingefroren werden können.

Nur eine Faustregel bei der Auswahl von frischen Früchten und Gemüse: Stellen Sie sicher, dass sie keine

Schimmelpilze, Löcher, braune Flecken oder faltige Haut haben. Die meisten frischen Früchte und Gemüse haben leuchtende Farben, fest und prall. Man kann sie von denen unterscheiden, die alt und faul sind.

Nutzen Sie Ihre Kräutern und Gewürzen

Unser Essen schmeckt immer besser, wenn es nicht zu wenig gewürzt ist. Allerdings werden Sie es viel mehr genießen, wenn Sie wissen, wie man Kräuter und Gewürze verwendet. Achten Sie darauf, Ihre vorbereiteten Mahlzeiten gut zu würzen, um mehr guten Geschmack hinzuzufügen!

- Kräuter und Gewürze werden verwendet, um den Geschmack unserer Speisen zu verstärken und sie nicht zu verstecken oder zu verbergen. Seien Sie selektiv bei der Verwendung Ihrer Kräuter- und Gewürzkombination. Verwenden Sie nicht zu viele Kombinationen, da dies den Geschmack Ihres Gerichts nur verwirren oder verändern würde.

- Für die sofortige Freisetzung des Geschmacks zerkleinern Sie Kräuter, wie Oregano, Thymian, Basilikum, in der Handfläche, bevor Sie es auf Ihrem Gericht verwenden. Dies wird die Aromen sofort aufwecken.

- Getrocknete Kräuter werden am besten in Kombination mit Öl oder Wasser verwendet, da sie viel schneller aufgegossen werden. Frische Kräuter hingegen verleihen Ihrem Gericht einen vollen, kräftigen Geschmack. Dies eignet sich auch hervorragend zum Garnieren.

Zusammenstellung Ihrer Rezepte

Da Sie bereits damit beschäftigt sind, Ihre Mahlzeiten vorzubereiten, ist es jetzt an der Zeit, sich verschiedene Rezepte anzusehen, die Sie zubereiten werden. Suchen Sie nach Rezepten, die nahrhaft und gesund sind und die Ihre Familie mit Sicherheit genießen wird. Erstellen Sie eine Master-Liste, in der Sie schnell das Rezept finden, das Sie vorbereiten möchten. Stellen Sie bei jedem Versuch sicher, dass Sie sie zu Ihrer Liste der Rezepte hinzufügen.

Seien Sie kreativ und abenteuerlustig. Suchen Sie nach neuen Rezepten, die es wert sind, ausprobiert zu werden, und nehmen Sie sie zur Kenntnis. Achten Sie darauf, die Nährwertangaben zu beachten, damit Sie die notwendigen Nährstoffe erhalten, die Sie benötigen, insbesondere, wenn Sie eine bestimmte Diät einhalten. Schauen Sie sich auch die Portionen an, die für die Zubereitung Ihrer Mahlzeiten unverzichtbar sind. Es wird sehr hilfreich sein, wenn Sie Ihre ganze Familie ernähren. Vergiss nicht zu planen, was du mit den Resten machen wirst.

Eine weitere gute Sache bei der Vorbereitung von Mahlzeiten ist die Verwendung von Zutaten. Sie können Rezepte mit den gleichen Zutaten auswählen, um die Menge zu minimieren, die Sie kaufen müssen.

KAPITEL 3: HACKS UND IDEEN

Um Ihnen mehr Ideen und Tipps zur weiteren Vorgehensweise bei der Zubereitung Ihrer Mahlzeit zu geben, sind hier einige ausgezeichnete Hacks, die Sie ausprobieren können, ohne sich zu sehr anstrengen zu müssen!

Einmal pro Woche kochen

Finden Sie einen Tag, an dem Sie sich etwas Zeit nehmen können, um einkaufen zu gehen. Es wäre schön, etwas in großen Mengen zu tun, so dass Sie nicht ab und zu in den Supermarkt zurückkehren müssen, nur um etwas abzuholen. Dies mag wie eine zeitaufwändige Aufgabe erscheinen, aber es würde Ihnen in Zukunft viel Zeit sparen.

Nehmen Sie sich also einen Tag oder sogar eine halbe Stunde Zeit, um die Dinge zu kaufen, die Sie zum Kochen benötigen, dann schneiden Sie das Gemüse und das Fleisch und machen Sie sich bereit zum Kochen. Der Vorteil dabei ist, dass Sie nur einmal pro Woche schneiden, den Ofen einmal vorheizen und alles vorbereiten müssen. Wenn Sie etwa 10 Minuten benötigen, um alles zu schneiden, was Sie für eine Mahlzeit benötigen, benötigen Sie nur 40 Minuten, um die für 5 Mahlzeiten benötigten zu reduzieren. Warum also nicht alles heute tun und sie einfach im Gefrierschrank aufbewahren, wo sie mindestens eine Woche lang frisch bleiben würden?

Dies ist nicht nur eine Zeitersparnis, sondern auch eine Stromersparnis, so dass Sie sich vielleicht auch dazu verpflichten sollten, einmal pro Woche eine Charge Lebensmittel zu kochen.

Halten Sie es einfach

Sie müssen nicht loslegen und super ausgefallene Gerichte im 5-Sterne-Restaurant zubereiten. Bleiben Sie in Ihrer Komfortzone und entspannen Sie sich. Kochen ist dazu gedacht, es zu genießen. Machen Sie Ihr Leben nicht komplizierter, als es bereits ist. Halten Sie es einfach praktisch und finden Sie Rezepte, die Sie gehen möchten und Sie denken, dass es Spaß machen würde.

Schließlich versuchen Sie, Ihr Leben zu vereinfachen, indem Sie Ihre Mahlzeiten im Voraus planen und zubereiten, warum also alles komplizieren, indem Sie Dinge tun, die weit über Ihren Rahmen hinausgehen? Bleiben Sie sich treu.

Füllen Sie den Gefrierschrank.

Nehmen die Gefrierbeutel, die Sie haben, oder vielleicht Tupperware, auf die Sie schreiben können. Bewahren Sie Ihre Lebensmittel in Ihrem Kühlschrank auf, damit sie nicht ranzig werden, und denken Sie von Zeit zu Zeit daran, Ihren Kühlschrank nicht zu verderben, damit Sie nicht hungern und auf Überraschungsgäste vorbereitet sind, die möglicherweise zu Ihnen nach Hause kommen.

Verwenden Sie Ihren Slow Cooker.

Vielleicht haben Sie es eilig, weil Sie immer noch woanders

hingehen wollen. Denken Sie jedoch daran, dass das Kochen nicht in Eile erledigt werden muss. Es ist etwas, das man genießen und lieben kann. Warum setzen Sie nicht den Slow Cooker in Betrieb und kochen etwas von dem Essen, das Sie gerne saftig, zart und lecker sehen würden?

Der Slow Cooker gibt Ihnen Speisen, die genau zum Geschmack passen, voller Aromen und Nährstoffe. Die meisten Lebensmittel können sogar mehr als 8 Stunden kochen, sodass Sie zur Arbeit gehen und Ihren Herd stehen lassen können, um das Kochen selbstständig zu beenden.

Mischen und kombinieren

Seien Sie kreativ mit Ihrem Essen, wenn Sie etwas vermissen, suchen Sie einfach nach etwas anderem, um es zu ersetzen. Die gegenseitige Nutzung Ihrer Zutaten ist etwas, was ein innovativer Koch tun würde, um diese auszuprobieren. Denken Sie an die endlosen Kombinationen von Lebensmitteln, die Sie auf diese Weise kreieren können.

Halten Sie Ihren Kühlschrank übersichtlich.

Sie wissen genau, wie wichtig Ihr Kühlschrank für Sie ist, also müssen Sie Ihr Bestes tun, um ihn zu pflegen. Treffen Sie eine Absprache mit Ihrem Kühlschrank und stellen Sie ihn so auf, wie es für Sie am bequemsten ist. Gestalten Sie es für die Augen angenehm und versuchen Sie es selbst zu arrangieren, damit Sie genau wissen, wo alles ist.

Dies sind nur einige der Hacks, die Sie ausprobieren können, aber nicht an sie gebunden sind. Zusammen mit Ihrer Reise durch die Vorbereitung von Mahlzeiten, werden Sie mehr Hacks herausfinden und vielleicht sogar einige Ihrer eigenen erstellen. Die Möglichkeiten können endlos sein, und Sie müssen nur das Risiko eingehen, um die gewünschten Ergebnisse zu erzielen – also viel Glück bei der Zubereitung Ihrer Mahlzeiten!

KAPITEL 4: REZEPTE

So, nun, da Sie alle mit Ihrer Mahlzeit vorbereitet sind, hier sind einige großartige Rezepte, die Sie ausprobieren können. Vom Frühstück über Snacks bis hin zum Hauptgericht - hier ist etwas für Sie dabei! Nehmen Sie Ihre Schürzen und lassen Sie uns kochen!

Schnelle Haferflocken im Glas

Zutaten

- Obst Ihrer Wahl (gefriergetrocknet für natürliche Süße verwenden; getrocknete Heidelbeeren; getrocknete Äpfel, usw.)

- Milch (Kokosnuss, Cashew oder ungesüßte Mandelmilch)

- Trockener, altmodischer oder gerollter Hafer

Zubereitung

1. Verwenden Sie beim Vorbereiten Glasgefäße in etwa einer Pintgröße. Platzieren Sie etwa ½ Tasse trockener Hafer zuerst auf dem Boden des Topfes. Verwenden Sie keine stahlharten Haferflocken. Fügen Sie Ihrer Fruchtkombination hinzu und verschließen Sie es fest. In der Speisekammer aufbewahren, bis sie zum Verzehr bereit sind. Dies wird etwa 10 Tage dauern.

2. Wenn es zum Verzehr bereit ist: Eine Tasse kochendes Wasser oder Milch einfüllen. Etwa 10 bis 20 Minuten ruhen lassen. Nehmen Sie den Löffel und machen Sie sich bereit!

Gebackenes Hähnchen und Süßkartoffel

Zutaten

- 6 Knoblauchzehen in Würfel geschnitten
- 2 Esslöffel Olivenöl
- 1 Süßkartoffel, auf einen Zentimeter dick geschnitten
- 1 ½ gewürfelte Zwiebel
- 2 Tassen Karotten, auf einen Zentimeter dick geschnitten.
- 1 Pfund Hühnerbrust, auf einen Zentimeter dick geschnitten
- 1 Pfund gedämpfter Brokkoli
- 1 Teelöffel Rosmarin, getrocknet
- ½ Tasse Parmesan

Zubereitung

1. Erwärmen Sie Ihren Ofen auf 375 Grad F.

2. In einer großen Backform alle Zutaten mit Ausnahme von gedämpftem Brokkoli und Parmesankäse vermengen. Mit Pfeffer und Salz würzen und dann ca. 30-40 Minuten backen, bis das Huhn gut gekocht ist und auch das Gemüse weich ist.

3. Aus dem Ofen nehmen und Brokkoli und Parmesan hinzufügen. Auf verschiedene Einzelbehälter legen und bis zum Verbrauch aufbewahren.

Vorbereitete Sandwiches für den Gefrierschrank

Zutaten

- 6 Stück große Eier
- 6 Stück englische Muffins
- 6 Scheiben Cheddarkäse
- 18 Stück Delikatess-Schinken, kleine Scheiben

Zubereitung

1. Erwärmen Sie Ihren Ofen auf ca. 350 Grad F.

2. Eine große Muffinschale einfetten und jedes Ei auf dem Schlitz zerkleinern. Das Eigelb sanft einstechen und mit Pfeffer und Salz würzen. Etwa 10 bis 15 Minuten backen, bis sie gar sind. Aus dem Ofen nehmen und kochen lassen.

3. Bereiten Sie das Sandwich vor, indem Sie es zuerst mit Käse und dann mit etwa 3 Scheiben Schinken belegen. Mit dem gebackenen Ei belegen und das

Sandwich schließen.

4. Mit Frischhaltefolie umwickeln und dann einfrieren, bis sie bereit zum Verzehr sind.

5. Beim Essen aus der Verpackung nehmen und dann bei niedriger Leistung etwa eine Minute lang in der Mikrowelle ziehen. Dann die Mikrowelle für eine weitere Minute umdrehen.

Schneller Apfel-, Mandel- und Preiselbeersalat

Zutaten

- 2 Hühnerbrüste
- 4 Stängel gehackter Sellerie
- 2 gehackte Äpfel
- Pfeffer und Knoblauchsalz zum Würzen
- ½ Tasse Mandeln, in Scheiben geschnitten
- 1/3 Tasse Preiselbeeren, getrocknet
- 6 bis 8 Tassen gemischtes grünes Gemüse
- 2 gehackte grüne Zwiebeln
- Für das Dressing
- 5 Unzen griechischer Joghurt, natur
- 1 Esslöffel Honig
- 1 Esslöffel Schalotten, gehackt

- 2 Esslöffel Apfelessig aus Apfelwein
- ½ Teelöffel Mohn
- Pfeffer und Salz

Zubereitung

1. Um das Dressing zuzubereiten, alle Zutaten vermischen und gut vermengen. Bei Bedarf den Geschmack anpassen. Geben Sie etwa 2 bis 3 Esslöffel Dressing auf den Boden von 4 Mason Jars. Beiseite stellen.

2. In der Zwischenzeit das Huhn mit Pfeffer und Knoblauchsalz würzen und dann mit einer Antihaftpfanne kochen, bis es gut gar ist. Abkühlen lassen und dann in Servierstücke schneiden.

3. Die Zutaten in die Mason Jars verteilen. In dieser Reihenfolge schichten: Sellerie auf dem Dressing, dann Äpfel, Huhn, Mandeln, Preiselbeeren, dann grüne Zwiebeln und ganz oben ist der Salat.

4. Schrauben Sie sie fest und bewahren Sie sie dann im

Kühlschrank auf, bis sie für den Verzehr bereit sind.
Es hält ca. 3 Tage.

Tofu-Zucchini-Salat

Zutaten

- 2 Zucchinis, spiralisiert
- 1 Tasse Karotten, gewürfelt
- 1 Block gekochter Tofu, gewürfelt
- ½ Tasse entsteinte Kirschen
- ½ von Zwiebeln, gewürfelt

Für das Dressing

- 1 Esslöffel Tamari
- 1 ½ Teelöffel Knoblauch
- 2 Esslöffel Reiswein
- 1 Teelöffel Ingwer
- 1 Esslöffel Sesamöl
- 1 Esslöffel Erdnussbutter

Zubereitung

1. Lassen Sie überschüssiges Wasser aus den spiralförmigen Nudeln ab.

2. Karotten, Zwiebeln und Kirschen in einer Schüssel mischen. In der Zwischenzeit Tofu nach Belieben kochen.

3. Spiralnudeln mit kombinierter Mischung in die Schüssel geben. Den gekochten Tofu hinzufügen.

4. Alle Zutaten für das Dressing in einem Glas mischen. Gut kombinieren. Die Gemüsemischung darauf legen und für den Verzehr gut vermischen.

Huhn mit Gemüse

Zutaten

- 3 Stück Hühnerbrüstchen, auf einen Zoll dick geschnitten.
- 1 gehackte rote Zwiebel
- 2 gehackte Paprikaschoten
- 2 gehackte Zucchinis
- 2 Tassen Brokkoliröschen
- 2 Zehen gehackter Knoblauch
- ½ Teelöffel Pfeffer
- 1 Teelöffel Salz
- ½ Teelöffel rote Paprikaflocken
- 2 Esslöffel Oliven- oder Avocadoöl
- 1 Esslöffel italienisches Dressing

- 2 bis 3 Tassen Vollkornreis, gekocht

Zubereitung

1. Erwärmen Sie Ihren Backofen auf 450 Grad F. Legen Sie ein Backblech mit Pergamentpapier aus und stellen Sie es dann beiseite.

2. Gemüse und Huhn dazugeben und mit allen Gewürzen gleichmäßig würzen. Mit Öl beträufeln und dann leicht schwenken.

3. Etwa 15 bis 20 Minuten backen oder bis Gemüse und Huhn gar sind.

4. Etwa eine halbe Tasse Reis in Behälter geben und dann die Hühner- und Gemüsemischung gleichmäßig auf der Oberseite des Reises verteilen. Mit Deckel bedecken und im Kühlschrank aufbewahren, bis es verzehrbereit ist. Es hält etwa 5 Tage.

Quinoa-Frittata

Zutaten

- ¼ Tasse Quinoa, trocken
- 4 Eier
- ½ Wasserbecher
- 1 Tasse Hüttenkäse
- ¾ Tasse gewürfelter Schinken
- 1 ½ Tassen Cheddarkäse, zerkleinert
- 1 10 Unzen Packung gefrorenen Spinat, gehackt und aufgetaut.

Zubereitung

1. Quinoa in kochendem Wasser zugedeckt kochen. Hitze reduzieren und ca. 10 Minuten köcheln lassen. Vom Herd nehmen, dann mit der Gabel aufschütteln und abkühlen lassen.

2. In der Zwischenzeit den Ofen auf ca. 350 Grad F

vorheizen. Eine runde Tortenplatte mit Antihaft-Spray besprühen.

3. Die geschlagenen Eier mit den restlichen Zutaten auf der Kuchenplatte hinzufügen. Ca. 50 Minuten backen oder bis die Seiten braun werden. Ca. 10 Minuten abkühlen lassen und dann schneiden. Sie können es auch vor dem Verzehr im Kühlschrank aufbewahren.

Buttermilch-Pfannkuchen

Zutaten

- Ein Teelöffel Backpulver.
- Eine Prise Salz
- Eine Tasse Allzweckmehl
- 1 geschlagenes Ei
- ½ Teelöffel Backpulver
- Ein Teelöffel Honig oder Rohzucker.
- 1 ½ Tassen Buttermilch
- Ein Esslöffel geschmolzene Butter.

Zubereitung

1. Backpulver, Salz, Natron und Mehl vermischen. Das Ei zusammen mit der Buttermilch untermischen und zur Mehlmischung geben. Gut umrühren, bis es glatt wird.

2. Fügen Sie geschmolzene Butter als Zucker hinzu.

3. Mit einem Messbecher der Größe ¼ den Teig schöpfen und auf einer Grillplatte von etwa 325 bis 350 Grad braten. Dies ergibt etwa 10 Pfannkuchen.

4. Zum Aufbewahren und Einfrieren: Nach dem Kochen vollständig abkühlen. Ein Backblech mit einem Pergamentpapier auslegen und die Pfannkuchen darauf legen, ohne sich gegenseitig zu berühren. Fügen Sie eine weitere Schicht des Pergamentpapiers hinzu und legen Sie einen weiteren Pfannkuchen daneben, bis alle Pfannkuchen angeordnet und gefroren sind.

5. In den Kühlschrank stellen und einfrieren, bis es fest wird. Sobald es verzehrbereit ist, können Sie es mit einem Toaster, Mikrowelle oder Grill erhitzen.

Hühnerwurst mit Spiralgemüse

Zutaten

- 1 Tasse zerkleinerte Tomaten, in Dosen verpackt
- ½ Teelöffel italienische Gewürze
- ½ Teelöffel Knoblauchpulver
- ½ Teelöffel Zwiebelpulver
- 1 Tasse Zuckererbsen
- 14 Unzen spiralisierter gelber Kürbis.
- ½ Tasse Zwiebel, in Scheiben geschnitten
- 6 Unze gekochte italienische Hühnerwurst, in Scheiben geschnitten und halbiert.
- 1 Esslöffel Parmesankäse, gerieben

Zubereitung

1. Heizen Sie Ihren Ofen auf 375 Grad F vor und legen Sie dann ein Backblech mit Aluminiumfolie aus, das mit Antihaftbeschichtung besprüht ist.

2. In der Zwischenzeit Gewürze und zerdrückte Tomaten mischen. Legen Sie spiralisiertes Gemüse, Zwiebeln und Erbsen auf das Backblech. Mit der Hühnerwurst und der zerkleinerten Tomatenmischung bestreuen. Mit Aluminiumfolie abdecken und die Kanten zu einem Paket verschließen.

3. Etwa 20 Minuten backen oder bis das Gemüse zart wird. Das offene Paket gelangt dann in einen Behälter, wenn es nicht sofort verzehrt wird.

Frühstück-Quesadillas

Zutaten

- Eine kleine gewürfelte rote Zwiebel
- 2 Esslöffel Olivenöl (geteilt)
- Eine halbe Tasse gefrorene oder frische Maiskörner
- ½ Teelöffel gemahlener Kreuzkümmel
- ½ Teelöffel Salz (geteilt)
- Eine Gewürznelke aus gehacktem Knoblauch
- ¼ Teelöffel Paprika (geräuchert)
- 8 großformatige Eier
- Eine Prise schwarzer Pfeffer
- Ein Esslöffel Milch
- 10 Stück große Mehltortillas
- 1 (15 Unzen) schwarze Bohnen in Dosen (gespült und abgetropft)

- ½ Tasse Salsa (grobe Art; 2 Esslöffel mehr hinzufügen)
- 1 ½ Tasse geriebener Käse (je nach Wunsch)
- Griechischer Joghurt, Avocadoscheiben, stückige Salsa (optional)

Zubereitung

1. In einer großen Pfanne einen Esslöffel Olivenöl bei mittlerer Hitze hinzufügen. Zwiebeln dazugeben und unter gelegentlichem Rühren ca. 2 Minuten garen. Mais, Kreuzkümmel, ¼ Teelöffel Salz, Knoblauch und Paprika hinzufügen. Etwa 3-4 Minuten kochen lassen und dann in eine Schüssel geben. Beseite stellen.

2. Milch, Eier, restlichen Pfeffer und Salz verquirlen. Die Pfanne wieder auf eine kleine bis mittlere Flamme legen. Den restlichen Esslöffel Olivenöl hinzufügen. Nach dem Erhitzen die Eimasse zugeben und unter gelegentlichem Rühren ca. 3 bis 4 Minuten garen, bis sie gerührt ist. Vom Herd nehmen.

3. Lassen Sie überschüssiges Wasser aus der Schüssel mit der Gemüsemischung ab, falls vorhanden. In die Pfanne mit den Eiern geben. Fügen Sie die schwarzen Bohnen und den Mähdrescher gut hinzu. Nach Belieben würzen.

4. Legen Sie auf Ihren Arbeitsplatz eine Tortilla und einen Löffel ca. 1/10 der Eimischung auf die halbe Seite der Tortilla, achten Sie darauf, dass Sie einen kleinen Raum zum Falten lassen.

5. Mit Käse und einem Esslöffel Salsa bestreuen und die leere Hälfte auf die Füllung legen. Das sollte wie ein Halbkreis aussehen. Den gleichen Vorgang mit den restlichen Tortilla wiederholen.

6. Zum Kochen eine kleine Menge Öl oder Kochspray auf eine Antihaftpfanne geben. Die vorbereitete Tortilla in die Pfanne geben und ca. 5 bis 6 Minuten garen, bis beide Seiten gebräunt und der Käse geschmolzen sind. Wiederholen Sie dies, bis alle Tortillas zubereitet sind.

7. In Dreiecke schneiden und heiß servieren. Das ergibt 10 Quesadillas.

8. Für die Zubereitung von Fertiggerichten: Eier und Gemüse nach Vorschrift anbraten und abkühlen lassen. Setzen Sie es auf die gleiche Weise zusammen, aber anstatt zu kochen, wickeln Sie jede der Quesadillas mit einer Frischhaltefolie ein. Um ein Verbiegen zu verhindern, legen Sie sie in einen Behälter mit ebener Oberfläche. Lagern Sie es so lange im Gefrierschrank, bis es fest wird. Einmal fest, dann in einen luftdichten Behälter geben und im Gefrierschrank aufbewahren.

9. Sobald sie verzehrbereit sind, entfernen Sie die Frischhaltefolie, erwärmen Sie sie in der Mikrowelle für ca. 2-3 Minuten, bis sie vollständig erwärmt sind. Eine weitere Möglichkeit, sie zu erhitzen, ist, sie zuerst aufzutauen und dann in der Pfanne zu kochen, wie im Rezept erwähnt.

Blaue Beeren-Frühstücksriegel

Zutaten

- 1 ½ Tasse 100% reiner Haferflocken
- ¾ Tassen mit Mandeln (ganz)
- ½ Tasse Heidelbeeren (getrocknet)
- ½ Pistazienbecher
- 1/3 Tasse Leinsamen (gemahlen)
- 1/3 der Walnüsse
- 1/3 Tasse Pepitas
- ¼ Tasse Sonnenblumenkerne
- 1/3 Tasse reiner Honig (Sie können auch Ahornsirup verwenden)
- ¼ Tasse Apfelsauce (ungesüßt)
- 1 Tasse Mandelbutter

Zubereitung

1. Wachs- oder Pergamentpapier in eine 8x8 Backform geben und das Papier über die Kanten hängen lassen.

2. Haferflocken, Mandeln, Heidelbeeren, Pistazien, Leinsamen, Walnüsse, Pepitas und Sonnenblumenkerne in einer großen Schüssel mischen.

3. Den Honig langsam hinzufügen und weiter leicht umrühren. Dann die Mandelbutter dazugeben und gut vermischen.

4. Legen Sie die Teigmischung in die ausgekleidete Backform und drücken Sie sie mit der Handfläche fest oder, wenn Sie eine Minirolle haben, können Sie auch diese verwenden. Stellen Sie sicher, dass es gleichmäßig verteilt und gerollt ist.

5. Etwa eine Stunde lang einfrieren. Entfernen Sie das Papier aus dem Gefrierschrank und heben Sie es langsam mit dem Teil der Mischung an. Schälen Sie das Papier vorsichtig und schneiden Sie es diagonal zu langen Stäben, das würde mindestens 8 Stäbe

ergeben. Schneidet sie in zwei Hälften, um 16 Stäbe zu erzeugen. Legen Sie sie in einen wiederverschließbaren Beutel und legen Sie sie in den Gefrierschrank.

6. Wenn Sie es eilig haben, holen Sie sich einfach ein Stück und voila! Ergiebt 16 köstliche Riegel.

Hühner- und Knoblauch-Limettenspießchen

Zutaten

- ¼ Tasse EVOOO (natives Olivenöl extra)
- 2 Zehen gehackter Knoblauch
- Ein Teelöffel Pfeffer.
- Ein Teelöffel Salz
- 4 Hühnerbrüste (ohne Knochen und ohne Haut auf 1 ½ Zoll geschnitten)
- 1 Stück Limette (entsaftet)
- 1-2 Teelöffel Sriracha (falls gewünscht)
- Spieße

Zubereitung

1. Limettensaft, EVOO, Pfeffer, Salz, Knoblauch und Sriracha mischen. Gießen Sie das Huhn darüber und geben Sie es in einen Ziploc- oder

wiederverschließbaren Beutel. Im Kühlschrank ca. 2-8 Stunden marinieren.

2. Das Huhn entfernen und auf die Spieße fädeln.

3. Erwärmen Sie Ihren Grill auf mittlere bis hohe Temperaturen.

4. Hähnchen ca. 10 bis 15 Minuten garen. Ab und zu umdrehen, bis das Huhn gar ist.

5. Zur Aufbewahrung legen Sie das rohe Huhn in den Gefrierschrank. Stellen Sie sicher, dass Ihr wiederverschließbarer Beutel gefriersicher ist. Sobald Sie bereit sind, sie zuzubereiten, tauen Sie sie zuerst auf. Portionen von 4.

Vegetarischer Taco-Salat

Zutaten

Für das Koriander- und Limettendressing

- Saft aus einer Limette
- ½ Tasse locker verpackter frischer Koriander
- Ein Esslöffel Apfelessig.
- Ein Teelöffel Honig
- Eine Prise Salz
- ¼ Becher griechischer Joghurt (fettfrei und natur)

Für den Salat

- ½ Tasse schwarze Bohnen
- ¼ Gurkenwürfel
- ¼ Tasse Mais
- 3 Tassen gemischtes Grün

- 1 Stück gewürfelte Romatomate
- ¼ Tasse gewürfelter roter Pfeffer
- Ein Esslöffel Cheddarkäse (zerkleinert)
- ¼ von gewürfelter Avocado

Zubereitung

1. Bereiten Sie das Salatdressing zu, indem Sie die Zutaten miteinander vermengen. Gießen Sie es in den Boden Ihres Maurerbehälters, etwa eine Viertelgröße. Benutzen Sie diese Weitmundgefäße.

2. Die Zutaten in dieser Reihenfolge übereinander legen: Gurke, schwarze Bohnen, dann Tomate, Mais, dann der rote Pfeffer, gemischtes Gemüse, Avocado und Käse.

3. Verschließen Sie es fest mit dem Deckel und legen Sie es auf den Kühlschrank. Diese kann für 5 Tage aufbewahrt werden. Sie können für den Verzehr auch ein paar Tortilla-Chips darauf zerkleinern..

Gebackene Fischstäbchen

Zutaten

- 1/3 Tasse EVOOO
- 3 Stück große Eier
- 3 Tassen Panko Semmelbrösel
- Ein Esslöffel Meeresfrüchtegewürz
- 2 ½ Pfund Tilapia-Filets (ohne Haut und auf Zollstreifen geschnitten)
- Koscheres Salz
- Ketchup und Krautsalat zum Servieren

Zubereitung

1. Den Ofen auf 450 Grad F vorheizen. In einer großformatigen, umrandeten Backform die Semmelbrösel zusammen mit der Meeresfrüchtegewürzmischung, einem halben Teelöffel Salz und Öl anrichten. Im Ofen rösten und einmal, ca. 5-7 Minuten lang oder bis er goldbraun

wird. In eine Schüssel geben.

2. In der Zwischenzeit die Eier mit einem Esslöffel Wasser schlagen. Den Fisch auf die Eier tauchen und mit den gerösteten Brotkrumen bestreichen. Überschüssige Krumen schütteln und auf eine mit Pergamentpapier ausgekleidete Backform legen.

3. Ca. 12-15 Minuten backen oder bis sie undurchsichtig und knusprig sind. Servieren Sie es mit Ketchup oder Krautsalat, wenn Sie möchten.

4. Ungekochte Fischstäbchen können eingefroren und 3 Monate lang gelagert werden. Zuerst auf einem Backblech einfrieren, bis es fest wird. In Gefrierbeutel umfüllen und im Kühlschrank aufbewahren. Sobald Sie kochen können, backen Sie die gefrorenen Stücke ca. 18-20 Minuten lang. Für 8 Personen.

Gemüse- und gegrillte Hähnchenschalen

Zutaten

- 16 Unzen gekochter Quinoa
- 4 Tassen gehackter gerösteter Spargel
- 4 Tassen Blumenkohl (geröstet)
- 4 Tassen Brokkoliröschen (geröstet)
- 16 Unzen gekochter brauner Reis

Sie können das Gemüse auch durch Folgendes ersetzen:

- 4 Tassen Rosenkohl (geröstet)
- 4 Tassen hartnäckige Eckpunkte

Für das gegrillte Huhn

- Ein Teelöffel koscheres Salz

- Ein Teelöffel gemahlener Kreuzkümmel
- ½ Teelöffel Knoblauchsalz
- ½ Teelöffel geräucherter Paprika
- ½ Teelöffel gemahlener Pfeffer
- 2 Stück Limette
- 3-4 Stück mittelgroße Hühnerbrüstchen (ohne Knochen)

Zubereitung

1. Um das Huhn zuzubereiten: Heizen Sie Ihren Grill vor. Pfeffer, Salz, Paprika, Kreuzkümmel und das Knoblauchsalz in einer Schüssel vermengen. Gießen Sie sie über das Huhn und legen Sie es in einen Ziploc-Beutel oder wiederverschließbaren Beutel. Den Limettensaft hineinpressen und ca. 1 bis 5 Stunden marinieren. Sie können es auch sofort grillen. Etwas Kochspray auf den Grill sprühen und Huhn auf jeder Seite ca. 5 bis 6 Minuten garen oder bis das Huhn gar ist. Etwa 10 Minuten ruhen lassen.

Hähnchen dünn schneiden und etwas mehr Limettensaft auf das Hähnchen pressen.

2. Um Ihre Gemüseschalen zuzubereiten, besorgen Sie sich Behälter mit der gleichen Größe. Stellen Sie ¼ Tasse Quinoa und Reis auf jeden der Behälter. Geben Sie 1 ½ Tassen gebratenem Gemüse darüber, dann fügen Sie in etwa ½ Tasse Hähnchen in Scheiben geschnitten. Im Kühlschrank lagern und vor dem Verzehr aufheizen. Nach dem Erhitzen können Sie ein fettarmes Dressing, Salsa oder eine scharfe Soße Ihrer Wahl hinzufügen. Für 8 Personen.

3. Beim Braten von Gemüse auf ein großformatiges Backblech legen, mit EVOOO beträufeln und mit Pfeffer und Salz abschmecken. Im Backofen bei 375 Grad F garen, bis er weich wird.

Orangenhuhn

Zutaten

- Saft aus 3 Orangen
- 3 Esslöffel Fett, vorzugsweise Kokosöl.
- 1 Teelöffel frischer Ingwer
- Schale aus 1 Orange
- 1 Teelöffel Chili-Knoblauchsauce
- 3 Esslöffel Kokosaminos, Hinweis: Sie können es durch weizenfreie Sojasauce ersetzen.
- 1 Pfund Hühnerbrust, bereits in mundgerechte Stücke geschnitten.

Zubereitung

1. Kombinieren Sie die Schale, den Orangensaft, die Kokosnussaminos, den Ingwer und die Chili-Knoblauchsauce in einem mittelgroßen Soßentopf bei mittlerer Hitze. Eine Weile köcheln lassen.

2. Während die ersten Zutaten köcheln lassen, 3 Esslöffel Fett in einer Sauteuse bei mittlerer bis starker Hitze erhitzen. Fügen Sie die gesamte Hühnerbrust hinzu und lassen Sie sie garen, bis die Farbe braun wird und sich in jedem Hühnerstück bereits eine Kruste gebildet hat.

3. Sie können nun das Huhn in den Soßentopf geben, den Sie vor einiger Zeit zubereitet haben, und dafür rühren, um die Orangengüte der Orangensauce aufzunehmen. Sie können es auch eine Weile abkühlen lassen (mindestens 30 Minuten) und dann im Gefrierfach aufbewahren. Einfach im Ofen aufwärmen, wenn Sie jetzt essbereit sind. Für 4-6 Personen.

4. Hinweis: Wenn Sie mit dem Orangengeschmack nicht zufrieden sind, versuchen Sie, mehr Schale hinzuzufügen, bis der gewünschte Geschmack erreicht ist.

Burrito-Schale

Zutaten

Für Quinoa:

- 2 Tassen Wasser
- ½ Teelöffel Salz
- 1/4 Tasse frischer Koriander (gehackt)
- Schale und Saft einer Limette
- Eine Tasse Quinoa

Für Hühner

- 2 Teelöffel Meersalz
- 2 Stück großformatiges Huhn
- Ein Esslöffel Ghee oder Kokosöl.

Andere Zutaten

- 2 Stück Speck (falls gewünscht)
- Eine großformatige Süßkartoffel (gewaschen und in

einen halben Zoll Würfel geschnitten)

- Ein Esslöffel Speck-Fett (Sie können auch Kokosöl verwenden)
- ¾ Tasse geriebener Käse aus der Tasse
- 5 Esslöffel griechischer Joghurt (natur)
- 3 Tassen gehackter Salat
- ½ Tasse frischer Koriander

Zubereitung

1. Zur Zubereitung des Quinoa: Wasser, Salz und Quinoa in einen Topf geben und zum Kochen bringen. Etwa 20 bis 25 Minuten kochen und bedecken, bis es flauschig und weich wird. Abkühlen lassen und beiseite stellen. Nach dem Abkühlen Limettensaft und Schale hinzufügen, dann die ¼ Tasse Koriander. Umrühren, um eine gute Kombination zu erzielen. Fügen Sie zusätzliche Limette hinzu und passen Sie den Geschmack nach Belieben an.

2. Zur Zubereitung des Hähnchens: Die Hähnchenbrust trocknen und jede Seite mit Salz würzen. Mit einer großformatigen Pfanne bei mittlerer bis hoher Hitze erwärmen. Huhn auf jeder seiner Seiten ca. 4 Minuten garen oder bis es braun wird. Abkühlen lassen und in kleine Stücke schneiden. Beiseite stellen.

3. Den Speck knusprig garen. Das Öl aufbewahren und zum Kochen der Süßkartoffeln verwenden. Alle 3 bis 5 Minuten anbraten und umrühren. Die Hitze auf niedrig stellen und Süßkartoffeln weiterkochen, bis sie gabelzart werden. Abkühlen lassen und beiseite stellen.

4. Um Ihre Burrito-Schale zusammenzustellen: Sobald alle Zutaten abgekühlt sind, fügen Sie einen Esslöffel griechischen Joghurt am Boden des Glases hinzu. Mit ca. 2 Esslöffeln gekochten Süßkartoffeln belegen. Dann mit 3 bis 4 Esslöffeln der Quinoa-Mischung belegen und mit Käse, dann etwas zerbröckeltem Speck und Huhn belegen. Mit Salatgrün auffüllen

und mit gehacktem Koriander bestreuen, bevor der Deckel geschlossen wird. Kann mindestens 5 Salatgläser ergeben.

Gefrierschrankfreundliche Fleischklopse

Zutaten

- 1 Zweig frischer Rosmarin, gehackt
- 2 Knoblauchzehen, gehackt
- 1 langer Zweig frischer Oregano, gehackt
- 3 Zweige frischer Thymian, gehackt
- ½ kleine gelbe Zwiebel, bereits gehackt
- ¼ Tasse glatte Petersilie, bereits gehackt
- 2 mittelgroße Eier, bereits geschlagen
- ½ Tasse Mandelmehl
- Schwarzer Pfeffer
- 1 Teelöffel rote Paprikaflocken
- ½ Tasse Parmesan, bereits fein geschreddert
- ¼ Tasse Sahne, Hinweis: Dies ist optional.
- ¼ Tasse Speck Fett

- 1 Pfund Hackfleisch

Zubereitung

1. In einer mittelgroßen Schüssel alle Zutaten (außer dem Speck) mischen, bis sie alle kombiniert sind. Mit bloßen Händen die Fleischbällchen rollen und zubereiten. Tipp: Sie können sie frei in Ihre gewünschte Größe verwandeln, aber es ist viel besser, sie mittelgroß zu formen, um sie besser zu kochen.

2. Bei mittlerer bis mittlerer Hitze das Speckspeck in einer Sauteuse erhitzen und warten, bis es heiß genug ist. Sie können nun die Fleischbällchen hinzufügen und sie ca. 7 Minuten braten lassen oder warten, bis der Boden gebräunt ist.

3. Nach dem Kochen auf der einen Seite die Fleischbällchen auf der gegenüberliegenden Seite drehen, während die andere Seite kocht. Warten Sie, bis auch diese Seite gebräunt ist. Dies dauert etwa weitere 7 Minuten. Die Fleischbällchen nach dem Kochen auf einen Teller legen. Servieren und

genießen! Und lassen Sie natürlich die anderen zuerst abkühlen und frieren Sie sie dann ein, damit Sie sie an einem anderen Tag essen können.

4. Sie können einen Fleischklops in der Mitte durchschneiden und sehen, ob er auf der Innenseite vollständig gegart ist. Wenn nicht, schalten Sie einfach die Hitze auf niedrig und lassen Sie sie noch ein paar Minuten stehen. Es ist auch unvermeidlich, dass Sie in der Lage sein werden, viele Fleischklopse herzustellen, und Sie können nicht alle auf einmal kochen. Der Trick ist, sie in Reihen zu kochen und die vorbereiteten Mengen in einen warmen Ofen zu legen (um ihn heiß zu halten), während die andere Reihe gebraten wird. Dieses Rezept ergibt etwa 30 Fleischklopse.

Fenchelwurst-Ragu

Zutaten

- 6 Knoblauchzehen (gehackt)
- 2 kleine weiße Zwiebeln (gewürfelt)
- 2 kleine Fenchelknollen (gewürfelt)
- 2 (32 Unzen) gewürfelte Tomaten, einschließlich ihrer Säfte.
- 1 (15 Unzen) Tomatenmark aus der Dose
- Ein Pfund heiße italienische Wurst.
- EVOOO
- 1 Zweig Rosmarin
- Pfeffer und Salz nach Belieben
- Gekochte Nudeln (zum Servieren)
- Geriebener Parmesankäse (zum Servieren)

Zubereitung

1. Schneiden Sie die Wurst in Stücke und braten Sie sie mit Olivenöl in einer tiefen Pfanne oder einem niederländischen Ofen an. Die braune Wurst ca. 10-15 Minuten ziehen lassen und weiter rühren und kratzen. Keine Sorge, wenn es am Boden der Pfanne klebt. Es wird verwendet, während Sie weiter kochen.

2. Die gewürfelten Zwiebeln, den Fenchel und den gehackten Knoblauch dazugeben. Gut umrühren, um die Wurst mit dem Gemüse zu kombinieren. Die Hitze herunterdrehen und Gemüse mit Wurst ca. 15 Minuten kochen. Sobald das Gemüse zart ist, Tomatenkonserven und Tomatenmark hinzufügen. Auf kleiner bis mittlerer Flamme umrühren und köcheln lassen. Salz, schwarzen Pfeffer und den Rosmarinzweig hinzufügen. Weiter köcheln lassen und die Pfanne lose abdecken. Nehmen Sie den Deckel nach einer Stunde ab und passen Sie den Geschmack nach Ihren Wünschen an.

3. Eine gute Menge Ragout über die gekochten Nudeln geben und mit Käse und Fenchelwedeln bestreuen.

Sie können dieses Ragu für ca. 5 Tage kühlen und einige Monate eingefroren halten. Ergibt ca. 8 Portionen

Gebratene Tiefkühlkost

Zutaten

Für das Rühren des Bodens:

- Ein Pfund Hühnerschenkel oder -brust (Sie können auch andere Proteine wie Tofu, Rind oder Schweinefleisch verwenden).
- ½ Tasse ungekochter brauner oder weißer Reis
- 2 Gewürznelken zerdrückten Knoblauchs
- 1 Paprika (gehackt)
- Eine Tasse Zuckerschoten (Sie können auch anderes Gemüse verwenden).

Für die Sauce

- 2 Esslöffel trockener Sherry
- 2 Esslöffel Sojasauce
- 2 Esslöffel Wasser (Sie können auch Gemüse oder Hühnerbrühe verwenden)

- Ein Esslöffel Essig (Reiswein)
- Ein Teelöffel Sesamöl.
- Ein Teelöffel Maisstärke (wenn Sie eine dickere Sauce wünschen)

Zubereitung

1. Bereiten Sie den Reis gemäß den Anweisungen auf der Verpackung zu. Danach den Reis auf einer Backform verteilen und abkühlen lassen. In einen Behälter oder Gefrierbeutel geben. Kühlen und beiseite stellen.

2. Fügen Sie Huhn, Lorbeerblatt und Knoblauch in eine Grube. Fügen Sie Wasser hinzu und stellen Sie sicher, dass das Huhn mit wenigen Zentimetern Wasser bedeckt ist. Hähnchen pochieren und bei mittlerer bis starker Hitze kochen. Aufkochen lassen. Nach dem Kochen die Hitze senken, dann den Topf abdecken und ca. 10-13 Minuten weiterkochen oder bis das Huhn durchgekocht ist. Wenn Sie Tofu verwenden, muss er nicht vorgegart werden.

3. Sobald das Huhn gar ist, in gleichmäßige Scheiben schneiden und auf ein mit Pergamentpapier ausgelegtes Backblech legen. Achten Sie darauf, Platz für das Gemüse zu schaffen.

4. Schneiden Sie das Gemüse in der gleichen Größe wie das Huhn und legen Sie es dann neben das Huhn. Hähnchen und Gemüse einfrieren, bis es etwa 4 Stunden lang fest wird. Sie können es auch über Nacht zubereiten. Nach dem Einfrieren fest in Gefrierbeutel verpacken und drauf achten, dass die Luft so weit wie möglich ausgepresst wird.

5. Bereiten Sie die Sauce vor, indem Sie alle Zutaten zusammenschlagen. Gießen Sie sie in einen Gefrierbeutel und achten Sie darauf, dass die Beutel keine Lecks oder Löcher aufweisen. Auch hier ist darauf zu achten, dass die Luft so weit wie möglich ausgepresst wird.

6. Verpacken Sie alle Zutaten zusammen: Reis, Sauce, Huhn und Gemüse in einem großen Gefrierbeutel oder Behälter. Kennzeichnen Sie sie entsprechend

und versiegeln Sie sie ohne zu viel Luft. Sie sind 3 Monate lagerfähig. Dies ergibt 2 Portionen.

7. Um Ihre Pfannengerichte zu erhitzen: Die Sauce zuerst auftauen. Reis in einen mikrowellengeeigneten Behälter geben, der lose abgedeckt ist, und ca. 2 Minuten erhitzen. Sie können den Reis auch einarbeiten, während Sie das Huhn und das Gemüse bei der Arbeit kochen.

8. In der Zwischenzeit 2 Teelöffel Öl in eine großformatige Pfanne geben. Hähnchen dazugeben und ca. 4-6 Minuten kochen lassen. Gemüse hinzufügen und kochen. Gelegentlich umrühren, bis es durchwärmt ist und knackig zart wird. Die Sauce mischen und unter Rühren anbraten, bis die Sauce dicker wird. Auf dem Reis servieren.

Mini-Parfaits

Zutaten

- 5 Teelöffel Honig (Klee)
- 1 ¼ Tassen griechischer Joghurt (Vanille)
- 1 ¼ Tassen gefrorene Beeren
- 5 Esslöffel oder mehr von Ihrer bevorzugten Müsli-Mischung
- Mason Jars

Zubereitung

1. Alle Zutaten gleichmäßig auf 5 (4 Unzen) Mason Jars verteilen. Zuerst die Frucht auf den Boden legen, dann den Honig, das Müsli vermischen und mit Joghurt verfeinern. Mit dem Deckel abdecken und im Kühlschrank aufbewahren. Dies kann etwa 3-5 Tage aufbewahrt werden.

Gesunder Snackbehälter

Zutaten

- Baby-Karotten
- Rote Trauben
- Erdbeeren
- Schnurkäse
- Äpfel
- Trail-Mix nach Wahl

Zubereitung

1. Alle Zutaten in verschiedene Verpackungen geben. Um die Beeren frisch zu halten, spülen Sie sie in Wasser und Essigmischung, 1 Teil Essig (entweder Apfelmost oder Weiß) und 10 Teile Wasser ab. Dann in eine Gefrierverpackung geben. Im Kühlschrank bis zum Verzehr aufbewahren. Die Menge dieser Snack-Behälter hängt davon ab, wie viel Sie vorbereiten möchten und wie lange Sie möchten, dass es hält.

Hühnerschalen mit Sesamkruste

Zutaten

- 12 Unzen Spargel, beschnitten.
- 1 Tasse Sesamsamen
- ½ Teelöffel Knoblauchpulver
- 2 Tassen gekochter Quinoa
- 3 Glocken Paprika, in Streifen geschnitten
- 1 Pfund Huhn, zart
- 3 Esslöffel Olivenöl
- Pfeffer und Salz zum Verkosten
- Sesamsamen
- Rote Paprikaflocken, optional

Zubereitung

1. Einen Teelöffel Öl erhitzen und dann etwa 3 bis 4 Minuten lang Paprika kochen. Beiseite stellen.

2. Den Spargel in der gleichen Pfanne kochen und mit Pfeffer, Knoblauchpulver und Salz würzen. Etwa 5 Minuten kochen lassen oder bis sie zart und hellgrün sind. Beiseite stellen.

3. In der Zwischenzeit das Huhn mit Pfeffer, Salz, Knoblauchpulver und Öl würzen. Mit den Sesamkernen fest bestreichen.

4. Verwenden Sie die gleiche Pfanne noch einmal, fügen Sie bei Bedarf mehr Öl hinzu und braten Sie dann das Huhn für etwa 4 bis 5 Minuten an jeder Seite an.

5. Stellen Sie die Speisen in getrennten Behältern zusammen, indem Sie die Quinoa teilen und dann Huhn, Spargel und Paprika dazugeben. Im Kühlschrank ca. vier Tage aufbewahren.

Chipotle-Chili mit Huhn

Zutaten

- 4 Zehen gehackter Knoblauch
- 2 Pfund Hühnerbrüste (ohne Knochen und ohne Haut)
- 2 Esslöffel Olivenöl
- 1 (12 Unzen) Bier
- 1 Dose (14 Unzen) Tomatenwürfel
- 1 Dose (14 Unzen) schwarze Bohnen
- 1 Dose (14 Unzen) Kidneybohnen
- 1 Esslöffel Kreuzkümmel, gemahlen
- 3 Stück gehackte Chipotle-Paprika (Adobosauce)
- 1 Esslöffel Chilipulver
- ¼ Becher von Masa Harina
- 1 Saft einer Limette

- Koriander- und Limettenkeile zum Servieren
- Cheddar-Käse, gerieben
- Sauerrahm

Zubereitung

1. Oliven erhitzen und Knoblauch und Zwiebeln anbraten. Garen, bis sie weich sind. Hähnchen dazugeben und leicht anbraten. Fügen Sie drei Viertel des Bieres hinzu und stellen Sie den Rest beiseite. Etwas mehr kochen, dann Hitze reduzieren.

2. Chipotle, Chilipulver, Tomaten, Salz und Kreuzkümmel hinzufügen. Zum Mischen unterrühren. Zugedeckt etwa eine Stunde kochen lassen.

3. In der Zwischenzeit die Masa Harina mit dem Rest des Bieres mischen und umrühren, bis eine Paste entsteht. Fügen Sie das Chili und dann den Limettensaft hinzu. Weitere 10 Minuten garen oder bis die Sauce dick wird. Mit Koriander, Käse, Sauerrahm und Limette servieren.

Gebackene Zucchini-Snack-Chips

Zutaten

- 1 Stück große Zucchini
- Koscheres Salz
- 2 Esslöffel Salz

Zubereitung

1. Erwärmen Sie Ihren Ofen auf 225 Grad F.
2. 2 Backbleche auslegen.
3. Zucchini mit einer Dicke von ca. 1-2 Zoll in Scheiben schneiden. Auf Papiertücher legen und versuchen, überschüssige Flüssigkeit auszupressen, um die Zucchini etwas schneller zu kochen.
4. Auf das Backblech legen. Nicht zu nah beieinander legen. Bürsten Sie jeden Chip mit Öl und würzen Sie ihn mit etwas Salz. Vermeiden Sie es zu stark zu würzen, da sie zu salzig schmecken könnten.
5. Etwa 2 oder mehr Stunden backen oder bis sie

knackig und nicht mehr feucht sind. Abkühlen lassen. Sie können sie ca. 3 Tage in luftdichten Behältern aufbewahren.

Melba Ref Pfirsich-Haferflocken

Zutaten

- 1/3 Tasse Magermilch
- 1 Teelöffel Chiasamen, getrocknet
- ¼ Tasse Haferflocken, ungekocht
- ¼ Becher griechischer Joghurt, fettfrei
- 2 Esslöffel Himbeermarmelade
- ¼ Teelöffel Vanilleextrakt
- ¼ Tasse gehackte Pfirsiche

Zubereitung

1. In einen Mason Jar Milch, Joghurt, Hafer, Vanilleextrakt, Marmelade und Chiasamen hinzufügen. Mit dem Deckel abdecken und gut schütteln, bis alles gut vermischt ist. Entfernen Sie den Deckel und fügen Sie Pfirsiche hinzu. Gut verrühren.

2. Nochmals abdecken und über Nacht oder bis zur Verbrauchsfertigkeit kühl stellen. Kühl servieren. Dies hält 3 Tage.

Frühstücksriegel mit Quinoa

Zutaten

- 1 ½ Tassen gekochter Quinoa
- ½ Becher mit gehackten Nüssen
- 1 Tasse Vollkornmehl
- 1 Teelöffel Zimt
- 2 Esslöffel Chiasamen
- 1 Teelöffel Backpulver
- 2/3 Tassen Erdnussbutter
- 2 Eier
- ½ Tasse Honig
- 1 Teelöffel Vanille
- 1/3 Tasse Schokoladensplitter (optional)
- 1/3 Tasse Rosinen
- 2/3 Tasse Apfelmus

Zubereitung

1. Quinoa, Vanille, Apfelmus, Erdnussbutter, Eier und Honig in einer Schüssel vermengen. Gut mischen. Die restlichen Zutaten zugeben und gut verrühren.

2. Die Mischung auf ein gefettetes Backblech geben und dann ca. 20 Minuten auf 375 Grad F backen.

3. Abkühlen lassen und dann auf Stangengröße schneiden. Im Kühlschrank bis zum Verzehr aufbewahren.

Speck-Schoko-Chip-Cookies

Zutaten

- 2 Tassen Mandelmehl
- ¼ Teelöffel Salz
- ¼ Teelöffel Backpulver
- 6 Esslöffel geschmolzenes Kokosöl
- 4 Esslöffel Honig
- 2 Teelöffel Vanilleextrakt
- 2 Esslöffel Kokosmilch
- 4-6 Esslöffel Speck (zerbröckelt und gekocht)
- ½ Tasse Schokoladensplitter

Zubereitung

1. Heizen Sie Ihren Ofen auf 350 Grad vor.
2. Unter Verwendung eines Pergamentpapiers das Keksblech auslegen.
3. Mandelmehl, Salz und Backpulver vermengen. Mit einer Gabel gut vermischen.

4. In einer separaten Schüssel alle nassen Zutaten vermengen. Stellen Sie sicher, dass das Kokosöl geschmolzen ist.

5. Die trockenen und feuchten Zutaten mischen und die Speckbrösel vorsichtig unterheben. Nicht übermäßig umrühren. Gut einklappen, so dass eine gründliche Kombination möglich ist. Dies stellt Ihre Keksmischung dar.

6. Mit den Händen kleine Kugeln formen und auf das Keksblatt legen. Ca. 8-10 Minuten backen oder bis es oben braun wird. Im Kühlschrank oder luftdichten Behälter bis zum Verbrauch aufbewahren.

Müsliriegel aus Nüssen und Samen

Zutaten

- 1 Tasse Walnüsse (roh)
- 1 ½ Tassen Mandeln (roh)
- 1 Tasse Kürbiskerne (roh oder gekeimt)
- ½ Tasse Sesam und Leinsamen Combo
- 1 Tasse geriebene Kokosnuss (ungesüßt)
- 1 Teelöffel Zimt
- 2 Esslöffel Wasser
- 3 Esslöffel Kokosöl
- 1 Teelöffel Vanilleextrakt
- ½ Teelöffel Zimt (gemahlen)
- ½ Teelöffel koscheres Salz
- 1 Ei (leicht verquirlt)

Zubereitung

1. Heizen Sie Ihren Ofen auf 300 Grad vor.
2. Richten Sie Ihr Backblech mit einem Pergamentpapier aus.

3. Die Walnüsse, Mandeln und Kürbiskerne in den Mixer oder die Küchenmaschine geben. Ein paar Mal pulsieren, bis er fein gehackt ist. Achten Sie darauf, sie nicht zu einer subtilen Textur zu mahlen.
4. Auf einer großen Rührschüssel Eiweiß mit Wasser verquirlen, bis es sprudelnd und etwas schäumend wird. Vanilleextrakt, Salz und Zimt hinzufügen und gut verrühren.
5. Die gehackten Nüsse und Kerne zusammen mit der geriebenen Kokosnuss einfüllen. Gut mischen, bis alles gleichmäßig beschichtet ist.
6. Die Masse gleichmäßig auf der ausgekleideten Backform verteilen. Ca. 40 Minuten backen oder bis es knusprig und goldbraun wird. Zweimal umrühren.
7. Aus dem Ofen nehmen und ca. 10 Minuten abkühlen lassen. Schaben Sie mit Ihrem Spatel das Müsli und lassen Sie die großen Trauben los. Nach dem Abkühlen in einem wiederverschließbaren Kunststoff- oder luftdichten Glasbehälter aufbewahren.
8. Servieren Sie es auf Kokosjoghurt mit Früchten, oder

fügen Sie Trockenfrüchte hinzu.

Würzige Jicama-Pommes in Schnürsenkelform

Zutaten:

- 1 Stück große Jicama (zu Nudeln gewunden)
- 2 Esslöffel Olivenöl zum Nieselregen
- Eine Prise Salz nach Belieben
- 1 Esslöffel Zwiebelpulver
- 2 Esslöffel Cayennepfeffer
- 2 Esslöffel pulverisierter Chili

Zubereitung

1. Heizen Sie Ihren Ofen auf 405 Grad vor.
2. Legen Sie Ihre Jicama-Nudeln auf ein Backblech und schneiden Sie sie in kleine Nudeln, so dass sie wie Schnürsenkel-Fritten aussehen.
3. Mit Olivenöl beträufeln und leicht wenden, um die Nudeln gleichmäßig zu bestreichen.
4. Die Jicama-Nudeln mit Salz, Cayennepfeffer, Zwiebelpulver und Chilipulver würzen. Nochmals

leicht werfen, damit die Gewürze und Gewürze gleichmäßig verteilt werden. Achten Sie darauf, dass Sie die Nudeln nicht überfüllen, um ein Zusammenkleben zu vermeiden.

5. 15 Minuten backen und dann umdrehen, um sie wieder für weitere 10 bis 10 Minuten oder bis zur gewünschten Knusprigkeit zu backen.

6. In einem luftdichten Behälter bis zu 3 Tage aufbewahren.

Frühstücksbrei

Zutaten

- ½ Tasse wilder oder roter Reis
- ½ Tasse Hafer (wählen Sie die stahlgeschnittenen)
- ¼ Tasse Faro oder Perlgraupe
- ½ Tasse Weizengetreide oder Mehl
- 1 Stück Orangenschale (in 2-Zoll-Scheiben schneiden)
- 1 Teil Zimtstange
- 1-2 Esslöffel brauner Zucker (wahlweise in dunkler oder heller Farbe)
- ¼ Teelöffel Salz
- ¼ Tasse Trockenfrüchte (wählen Sie Ihre Lieblingsfrüchte)
- 5 Tassen Wasser
- Gehackte Nüsse, Milch oder Ahornsirup zum Servieren (optional)

Zubereitung

1. 12 Stunden vor dem Servieren können Sie dieses Gericht rechtzeitig zum Frühstück zubereiten. Reis, Gerste, Mehl und Hafer in den langsamen Kocher geben. Zimtstange, Salz, Zucker, 5 Tassen Wasser und Orangenschale unterrühren. Fügen Sie auch Trockenfrüchte Ihrer Wahl hinzu.
2. Stellen Sie den Slow Cooker für den Brei-Zyklus so ein, dass er nach dem Aufwachen am Morgen gekocht und zubereitet wird. Wenn Sie keinen Haferbrei haben, können Sie etwa eine Stunde kochen und morgens erwärmen.
3. Mit Sirup oder Milch servieren, nach Wunsch mit Nüssen belegen.

Gebackenes Huhn mit Süßkartoffeln

Zutaten

- 6 Knoblauchzehen in Würfel geschnitten
- 2 Esslöffel Olivenöl
- 1 große Süßkartoffel, auf ein Zollstück geschnitten
- 2 Tassen Karotten, zerkleinert zu einem Zollstück
- 1 ½ Tasse gewürfelte Zwiebeln
- 1 lb Hühnerbrust, auf ein Zollstück geschnitten (roh)
- 1 Pfund gedämpfter Brokkoli
- 1 Teelöffel Rosmarin, getrocknet
- ½ Tasse Parmesan

Zubereitung

1. Erwärmen Sie Ihren Ofen auf 375 Grad F.
2. Mit einem großen Backblech Knoblauch, Olivenöl, Süßkartoffeln, Zwiebeln, Karotten, Huhn und

Rosmarin anrichten. Mit etwas Pfeffer und Salz würzen und dann ca. 30 bis 40 Minuten backen oder bis das Huhn und das Gemüse gar sind.

3. Brokkoli und dann Parmesan hinzufügen. In einzelne Behälter geben.

Birnnudeln mit Joghurt-Parfait

Zutaten

- Griechischer Joghurt (Geschmack Ihrer Wahl)
- 2 Stück mittlere Birnen
- ¾ Tasse gewürfelte Früchte (Mischung aus Erdbeeren, Bananen und Blaubeeren)
- 1 Schüssel Ihres Lieblingsmüsli.

Zubereitung

1. Die gemischten Fruchtwürfel in 3 separate Mason Jars teilen. Mit dem Joghurt auffüllen und 1/3 Tasse Müsli in jedes Glas geben.

2. Das Müsli mit den Birnnudeln bestreuen. Kühlen, wenn Sie es noch nicht verzehren möchten.

Frühstücksauflauf

Zutaten

- Ein Beutel mit 32 Unzen Brauner Bratkartoffeln (gefroren).
- 1 Pfund Speck
- 1 Stück gewürfelte kleine Zwiebel
- 8 Unzen Cheddar-Käse scharf (zerkleinert)
- ½ von gewürfeltem Paprika (rot)
- ½ von gewürfeltem Paprika (grün)
- 12 Eier
- 1 Tasse Milch

Zubereitung

1. Speck in kleine Stücke schneiden und gut garen. Überschüssiges Fett ablassen.
2. Fügen Sie eine halbe Tüte Rösti am Boden des

Crockpots hinzu und geben Sie dann die Hälfte des gekochten Specks, die Hälfte der Zwiebeln, die Hälfte der roten und grünen Paprika und den geriebenen Käse hinzu.

3. Die restliche Hälfte der Rösti darauf legen. Gefolgt von den restlichen Speck, Zwiebeln, Käse und den roten und grünen Paprikaschoten.

4. In der Zwischenzeit 12 Eier in eine Schüssel geben und mit der Milch verrühren. Diese Mischung in den Crockpot gießen und mit Pfeffer und Salz abschmecken.

5. Die Mischung 4 Stunden lang auf kleiner Flamme garen.

Einfache erbsenähnliche Suppe

Zutaten

- ½ Tasse frische Petersilie (gehackt; plus 8-10 Stiele Petersilie hinzufügen mehr)
- 4 Zweige Thymian
- 1 Pfund grüne Spalterbsen (gespült und gepflückt)
- 1 großer Porree (nur den hellgrünen und weißen Teil verwenden; halbiert und dünn geschnitten)
- 2 Stangen gehackter Sellerie
- 2 Stück Karotten (gehackt)
- Salz und Pfeffer
- 1 geräucherte Putenkeule (ca. 1 bis 1 ½ Pfund)
- ¼ Tasse Naturjoghurt (fettfrei)
- ½ Tasse gefrorene Erbsen (aufgetaut)
- Knuspriges Brot zum Servieren (optional)

Zubereitung

1. Binden Sie Thymian mit Petersilienstielen mit einer Küchenschnur zusammen. Legen Sie es in den Slow

Cooker. Lauch, Erbsen, Karotten, Sellerie, einen Teelöffel Salz und einen halben Teelöffel Pfeffer hinzufügen. Mischen, um es zu kombinieren. Fügen Sie das Putenbein und 7 Tassen Wasser hinzu und bedecken Sie es dann.

2. Bei niedriger Temperatur ca. 6-8 Stunden garen oder bis Erbsen und Pute zart sind. Sobald es fertig ist, entsorgen Sie die Kräuterzweige. Entsorgen Sie Knochen und Haut der Pute und zerkleinern Sie dann ihr Fleisch.

3. Rühren Sie die Suppe kräftig um, um Erbsen zu brechen und die Suppe weicher zu machen. Sie klnnen Wasser hinzufügen, wenn es zu dick ist.

4. Fügen Sie über ¾ der zerkleinerten Pute auf der Suppe hinzu. Einige Fleischsorten zur Garnierung beiseite legen. Gehackte Petersilie hinzufügen und mit Pfeffer und Salz würzen.

5. Die Suppe in die Servierschalen füllen. Mit aufgetauten grünen Erbsen und Fleisch belegen. Mit Brot servieren, wenn gwünscht. Für 1 Person.

Zucchinisalat mit Spinat und Avocado-Dressing

Zutaten

- ½ Tasse mit Edamame
- 1 ½ Becher mit spiralisierten Zucchini
- ½ Tasse rote Paprika, gehackt
- ½ Tasse Sellerie, in Scheiben geschnitten
- ½ Tasse Kirschtomaten
- 2 Esslöffel Oliven, optional
- ¼ Tasse Schafskäse, optional

Für das Dressing

- ½ von Avocado
- ½ Tasse Spinat, verpackt
- 2 Esslöffel griechischer Joghurt
- 2 Esslöffel EVOOO
- Saft einer Zitrone

- Pfeffer und Salz zum Verkosten

Zubereitung

1. Alle Zutaten für das Dressing mit dem Mixer mischen. Gießen Sie es in den Boden der Mason Jars..

2. Zuerst den Sellerie hinzufügen, dann Paprika, Edameram, Käse, Tomaten, Fetakäse und Oliven– in dieser Reihenfolge.

3. Zum Schluss die Zucchini-Nudeln dazugeben. Abdecken und dann im Kühlschrank aufbewahren.

4. Wenn Sie fertig sind, schütteln Sie das Glas gut und gießen Sie es auf einen Teller.

Curry-Quinoa-Salat

Zutaten

- 4 Tassen Wasser
- 2 Tassen Quinoa
- ½ Tasse EVOO (natives Olivenöl extra)
- 2 Esslöffel Currypulver
- ¼ Tasse Apfelweinessig
- 2 kleine Zehen gehackter Knoblauch
- 1 gewürfelte Gurke
- 1 Zitrone, gesaftt und gewürzt
- 2 gewürfelte rote Paprikaschoten
- 2 grüne Äpfel in Würfel geschnitten
- ¼ Tasse dünn geschnittene Basilikumblätter, dünn geschnitten
- Salz zur Verkostung

Zubereitung

1. Quinoa ausspülen und mit dem Currypulver, Wasser und Salz in einem großen Topf kombinieren. Dann zugedeckt zum Kochen bringen. Die Hitze reduzieren und ca. 18 Minuten weiterkochen lassen. Vom Herd nehmen und weitere 5 Minuten ziehen lassen.

2. In der Zwischenzeit Olivenöl, Salz, Zitronenschale und Saft, Essig und Knoblauch mischen. Rühren Sie das Ganze gut zusammen. Apfel, Paprika und Gurke dazugeben, dann die warme Quinoa dazugeben und gut vermischen. Lassen Sie es eine Weile ruhen, bis die Flüssigkeit und die Aromen gut aufgenommen sind.

3. Basilikum hinzufügen und abdecken. Abkühlen und auf Teller oder Schüssel geben, wenn es zum Verzehr bereit ist. Ergibt etwa 6-8.

Huhn mit Gravy, Slow Cooker Art

Zutaten

- 4-5 Pfund ganzes Huhn
- 2 Esslöffel Ghee
- 2 mittelgroße Zwiebeln (gehackt)
- 6 Zehen geschälter Knoblauch
- 1 Teelöffel Tomatenmark
- ¼ Tasse Hühnerbrühe
- ¼ Tasse Weißwein
- Ihre Lieblingsgewürze
- Koscheres Salz
- Frisch gemahlener Pfeffer

Zubereitung

1. Bereiten Sie Ihr gesamtes Gemüse zu und schneiden Sie es.
2. Schmelzen Sie Ghee mit einer großformatigen Gusseisenpfanne bei mittlerer bis hoher Hitze. Knoblauch und Zwiebeln anbraten. Tomatenmark

hinzufügen. Etwa 8-10 Minuten kochen lassen und das Gemüse mit Pfeffer und Salz würzen.

3. Wenn alle Gemüse leicht braun und weich sind, geben Sie in die Pfanne Weißwein und übertragen Sie alles in Ihren Slow Cooker.

4. In der Zwischenzeit würzen Sie Ihr Huhn mit Pfeffer und Salz und Ihrer Lieblingswürze. Achten Sie darauf, sie innen und außen zu würzen. Legen Sie das Huhn mit der Brust nach unten in den Kocher. Bei schwacher Hitze ca. 4-6 Stunden garen.

5. Nach dem Kochen das Huhn herausnehmen und ca. 20 Minuten ziehen lassen.

6. Nehmen Sie das überschüssige Fett auf das Gemüse im Slow Cooker. Mit einem Tauchmischer oder Stabmixer gründlich mischen, bis sich die Mischung zu einer leckeren Sauce entwickelt hat. Passen Sie die Würzung nach Belieben an.

7. Schneiden oder reißen Sie Ihr Huhn mit dem Handteller auf einem Servierteller ab und legen Sie die Soße auf eine kleine Schüssel.

Pudding mit Chia, Ingwer und Grapefruit

Zutaten

Für den Pudding

- 6 bis 7 Esslöffel Chiasamen
- 1 Teelöffel geriebener Ingwer
- ½ Tasse Kokosnussmilch in Dosen (Vollfett)
- 1 ½ Tassen milchfreie Milch (ungesüßt)
- 1 Teelöffel Vanilleextrakt
- 1 bis 3 Teelöffel Ahornsirup

Für den Belag

- ¼ Tasse geröstete Kokosraspeln, ungesüßt
- 2 Grapefruits, in Segmente geschnitten

Zubereitung

1. In einer Schüssel alle Zutaten in den Pudding

mischen. Bedecken Sie das Ganze dann ca. 2 Stunden lang, bis es dick wird. Gelegentlich schütteln oder schlagen. Wenn das Dessert nach 2 Stunden dünn zu sein schien, fügen Sie weitere Chiasamen hinzu, nur 1 Esslöffel lassen Sie es eine weitere Stunde ruhen, bis es eine puddingartige Textur erreicht.

2. In Einzelportionen löffeln und mit Kokosnuss und Grapefruit belegen. Ergibt etwa 2 Portionen.

Spiralisierte Zucchini mit Mais und Tomaten

Zutaten

- 4 mittelgroße spiralisierte Zucchini
- 2 Ähren Zuckermais (Kerne aus dem Kolben entfernt)
- 1 Pint halbierte Kirschtomaten
- ½ Tasse Basilikumblätter
- ½ Tasse Parmesankäse rasiert
- Für das Dressing
- ¼ Tasse Olivenöl
- ¼ Tasse Traubenkernöl oder ein beliebiges leichtes Öl
- ¼ Tasse Champagneressig
- ¼ Teelöffel Zucker
- ½ Teelöffel koscheres Salz

- 1 Gewürznelke zerdrückten Knoblauchs

Zubereitung

1. Mais, Tomaten und Zucchini in einer Schüssel vermengen. Beiseite stellen.

2. In der Zwischenzeit alle Zutaten in ein Glas geben und gut vermischen. Die Zucchini-Mischung darauf geben und auf den Kühlschrank stellen. Wenn Sie bereit zum Verzehr sind, schütteln Sie sie gut, bis sie vollständig eingeweicht sind.

3. Auf den Teller geben, dann mit Käse und Basilikum bestreuen. Servieren.

Vegetarische Lasagne

Zutaten

- 1 26 Unzen Glas Marinara-Sauce
- 1 14 ½ Unzen von Tomatenwürfeln in Dosen.
- 1 8 Unzen Packung Lasagne-Nudeln, die nicht gekocht werden dürfen
- 1 15 Unzen Behälter mit teilentrahmtem Ricotta-Käse
- 1 8 Unzen Packung Mozzarella (zerkleinert)
- 1 10 Unzen Packung gefrorener Spinat (aufgetaut, gehackt und zum Trocknen gepresst)
- 1 Tasse Gemüsekrümel (gefroren)

Zubereitung

1. In einer mittelgroßen Schüssel Tomaten mit dem Saft und der Marinarasauce vermengen.
2. In der Zwischenzeit sprühen Sie mit einem antihaftbeschichteten Kochspray den Boden des Crockpots ein. Eine Tasse Tomatensauce auf dem

Boden löffeln.

3. ¼ der Nudeln über die Sauce legen. Die Nudeln überlappen und zerkleinern, um einen Großteil der Sauce abzudecken.
4. Löffel über ¾ Tasse Sauce auf die Nudeln und mit einer halben Tasse Ricotta und einer halben Tasse geriebenem Mozzarella belegen. Die Hälfte des Spinats auf dem Käse verteilen.
5. Wiederholen Sie den gleichen Vorgang, zweimal beginnend mit den Nudeln. In der mittleren Schicht den Spinat mit den gefrorenen Streuseln ersetzen. Die restlichen Nudeln dazugeben und mit der restlichen Sauce und dem Käse belegen.
6. Bedecken und kochen für ca. 2 ½ - 3 Stunden auf niedrigem Niveau während 1 ½ - 2 Stunden auf hohem Niveau oder überprüfen, ob die Nudeln bereits zart sind.

Eier- und Gemüsebecher

Zutaten

- 1 gehackte rote Paprika
- 4 gehackte grüne Zwiebeln, verwenden Sie sowohl weiße als auch grüne Teile
- 8 Eier
- 1 Esslöffel Olivenöl
- 1 gehackte orangefarbene Paprika
- Pfeffer und Salz zum Verkosten

Zubereitung

1. Erwärmen Sie Ihren Ofen auf ca. 350 Grad F.

2. Olivenöl in einer großen Pfanne erhitzen. Paprika, Salz und Schalotten dazugeben. Das Gemüse ca. 5 bis 7 Minuten lang anbraten oder bis es zart und weich ist. Herausnehmen und abkühlen lassen.

3. Eier und Salz verquirlen. Fügen Sie sautiertes

Gemüse hinzu und mischen Sie es dann gut. Die Mischung auf gefettete Muffinpfannen geben, gerade so viel, dass sie gefüllt werden kann.

4. Etwa 20 Minuten backen oder bis es geschwollen ist.

5. Aus dem Ofen nehmen und abkühlen lassen. Servieren, oder es kann im Kühlschrank in einem verschlossenen Behälter für ca. 4 Tage aufbewahrt werden. Ergibt etwa 12 Eier- und Gemüsebecher.

Granola mit Pekannuss, Preiselbeere und Orangen

Zutaten

- ¼ Tasse Orangensaft
- 1 ½ Tassen Reis Krispies Cerealien
- 1 Teelöffel Orangenschale
- 1 ½ Tassen altmodischer Haferflocken
- ½ Esslöffel Öl
- 1 leicht geschlagenes Eiweiß
- 2 Esslöffel Ahornsirup
- 2 Esslöffel gehackte Pekannüsse
- 3 Esslöffel Preiselbeeren, getrocknet

Zubereitung

1. Den Backofen auf 350 Grad F vorheizen und dann ein quadratisches Backblech mit Antihaft-Spray

bestreichen.

2. Die Haferflocken mit Reis-Krispies in einer großen Schüssel vermengen. Orangensaft, Öl, Eiweiß, Ahornsirup und Orangenschale mit einer weiteren Schüssel verrühren. Das Getreide einfüllen und mit dem Spachtel umrühren, bis es gleichmäßig bedeckt ist.

3. Auf dem Backblech verteilen und ca. 40 bis 45 Minuten im Backofen bei 350 Grad F backen. Die Mischung alle 15 Minuten oder bis sie knusprig und goldgelb wird umrühren. Achten Sie darauf, das Müsli umzurühren, damit es nicht verbrannt wird. Etwa 5 Minuten abkühlen lassen und dann in die Pekannüsse und Preiselbeeren geben. In einem Behälter aufbewahren.

Cashewmilch mit Vanille

Zutaten

- 3 Tassen Wasser
- 3 entsteinte Medjool-Datteln
- 1 Tasse rohe Cashewnüsse
- Prise Salz, optional
- 1 Teelöffel Vanilleextrakt

Zubereitung

1. Die Cashewnüsse mit einem Mixer untermischen, bis sie etwa 30 Sekunden lang pulverförmig sind. Nicht übermäßig mischen, sonst wird es zu Cashewbutter.

2. In die entkernten Datteln, Wasser und Vanilleextrakt plus Meersalz geben. Nochmals mischen, bis es glatt wird und für ca. 30 Sekunden gut kombiniert ist.

3. Lagern Sie es im Inneren des Kühlschranks in einem Behälter, der fest verschlossen ist. Es hält etwa 5 Tage.

Energetisierender Superfood-Smoothie

Zutaten

- ½ von Avocado
- 1 Tasse Kokosnusswasser
- ½ Tasse Grünkohl
- ½ Becher mit tropischen Früchten (Papaya, Mango, Ananas oder Kombination)
- ½ Tasse Spinat
- 1/3 Tasse griechischer Joghurt
- 2 Esslöffel Goji-Beeren
- 2 Esslöffel Preiselbeeren (getrocknet)
- 1 Teelöffel Kokosöl
- 1 Teelöffel Maca
- 1 Esslöffel Kokosraspeln
- 1 Teelöffel Weizengraspulver

- Süßstoffe (dies ist optional; wählen Sie zwischen Honig, Stevia oder Ahornsirup)

Zubereitung

Geben Sie alle Zutaten in Ihren Mixer. Gut vermischen, bis alles glatt ist. In ein Glas geben und genießen!

Banane, Spinat und Erdbeere

Zutaten

- 2 Tassen Babyspinat
- 1 große Banane
- Eine Tasse Wasser
- 4 große Erdbeerenscheiben

Zubereitung

Geben Sie alle Zutaten in Ihren Mixer. Gut vermischen, bis alles glatt ist. In ein Glas geben und genießen!

Kiwi-Bananen-Smoothie

Zutaten

- ½ Wasserbecher
- 1 mittelgroße Banane (gefroren oder frisch)
- Eine Tasse Babyspinat
- 2 Stück Kiwi (halbiert und geschält)
- Meersalz
- ½ Esslöffel Kokosöl
- Ein Esslöffel Leinsamen oder Chiasamen
- Ein Esslöffel Kokosraspeln oder -Stücke
- Süßstoffe wie Ahornsirup, Honig oder Stevia (auf Wunsch)

Zubereitung

Geben Sie alle Zutaten in Ihren Mixer. Gut vermischen, bis alles glatt ist. In ein Glas geben und genießen!

Banane Superfood Smoothie mit Smoothie

Zutaten

- 1 mittelgroße Banane (gefroren oder frisch)
- Eine Tasse Spinat
- 1 ½ Tassen Mandelmilch
- ½ Tasse Erdbeeren (gefroren oder frisch)
- 2 Esslöffel griechischer Joghurt
- ½ Tasse Mangostücke (gefroren oder frisch)
- Ein Esslöffel Kokosöl
- Ein Esslöffel Bienenpollen
- Ein Esslöffel Chiasamengel oder Chiasamen
- Eine Tasse Grünkohl
- 1 Esslöffel Gelatine (Sie können auch Ihr Proteinpulver verwenden)

- 1 Esslöffel Hanfsamen

- Alle anderen Superfoods, die Sie haben (optional)

Zubereitung

Geben Sie alle Zutaten in Ihren Mixer. Gut vermischen, bis alles glatt ist. In ein Glas geben und genießen!

Orangen-Karotten-Smoothie

Zutaten

- 2 Stück geschälte Clementinen
- 4 Stück zerkleinerte Karotten (das sollten ca. 2 Tassen ergeben)
- 2/3 Tasse griechischer Joghurt (Vanille)
- Eine Tasse Römersalat (gehackt)
- ½ Becher mit Eiswürfeln

Zubereitung

Geben Sie alle Zutaten in Ihren Mixer. Gut vermischen, bis alles glatt ist. In ein Glas geben und genießen!

Fruchtiger Power-Smoothie

Zutaten

- 2 Tassen Wassermelone (in Würfel geschnitten und entkernt, Schalen entfernt)
- 1 ½ Tassen gefrorene Erdbeeren (ungesüßt)
- 1 ½ Tasse kleiner Blumenkohl (nur Röschen)
- 1 (6 Unzen) Griechischer Joghurt (mit Erdbeergeschmack)
- 2 Esslöffel Erdbeer-Konfitüren (falls gewünscht)

Zubereitung

1. Den Blumenkohl in einem kleinen Topf ca. 10 Minuten garen oder bis er sehr zart wird. Abtropfen lassen und mit kaltem Wasser abspülen.

2. Den gekochten Blumenkohl, die Erdbeeren, den Joghurt, die Wassermelone und die Erdbeerkonfitüre nach Belieben anrichten. Bedecken Sie dann das Ganze, bis es glatt ist. In ein hohes Glas gießen.

Servieren und genießen!

FAZIT

Sie haben dieses Buch gelesen. Ich hoffe, Sie haben so viel gelernt und machen es sich irgendwann zur Gewohnheit, das Essen selbst vorzubereiten. Sehen Sie, wie schön die Zubereitung von Mahlzeiten ist? Nehmen Sie sich Zeit und haben Sie keine Angst, nach und nach anzufangen. Denken Sie daran, dass Sie nicht alles vorbereiten müssen. Wenn Sie nur ein Anfänger sind, wird dies für Sie überwältigend sein. Versuchen Sie einfach, Mahlzeiten vorzubereiten, die nur für ein oder zwei Tage geeignet sind. Beginnen Sie nicht gleich mit der Vorbereitung von Mahlzeiten für eine Woche. Sobald Sie sich mit dem Prozess vertraut gemacht haben, wird alles einfach luftig.

Eine weitere Erinnerung ist, zuerst die Rezepte zu befolgen, insbesondere wenn Sie mit einigen Zutaten und Verfahren nicht vertraut sind. Dies gibt Ihnen Sicherheit, wenn Sie Ihre Essenszubereitungsgewohnheit befolgen. Konzentrieren Sie sich einfach darauf, die Mahlzeiten im Voraus zuzubereiten. Machen Sie dieses Buch zu Ihrem Leitfaden für die Vorbereitung. Genießen Sie und beziehen Sie Ihre

Familienmitglieder sowie besonders Ihre Kinder in die Vorbereitungen ein. Dies wird ihnen helfen, die Grundlagen in einem frühen Alter zu erlernen und ihnen beizubringen, wie sie gesund essen können.

Nehmen Sie sich zum Schluss etwas Zeit, um sich an diesen Vorgang zu gewöhnen. Denken Sie daran, nichts wird über Nacht gelernt. Es wird einige Pannen und Fehler geben, aber mit der Zeit werden Sie daraus lernen. Lassen Sie sich in diesem Fall nicht entmutigen. Beachten Sie, dass es bei der Vorbereitung von Mahlzeiten darum geht, es für Sie einfacher zu machen und Ihrer Familie jeden Tag eine gesunde Mahlzeit zu bieten, ohne sie für Sie stressig zu machen. Also lassen Sie es ruhig angehen. Ich bin zuversichtlich, dass Sie sich auf diesem Weg durchsetzen und erfolgreich sein können.

Nochmals vielen Dank und eine gesunde und glückliche Essenszubereitungsreise!

SCHLUSSWORTE

Nochmals vielen Dank, dass Sie dieses Buch gekauft haben!

Ich hoffe wirklich, dass dieses Buch Ihnen helfen wird.

Der nächste Schritt ist, dass Sie **sich für unseren E-Mail-Newsletter anmelden,** um über neue Buchveröffentlichungen oder Werbeaktionen informiert zu werden. Sie können sich kostenlos anmelden und erhalten als Bonus unser Buch „*7 Fitnessfehler, von denen Sie nicht wissen, dass Sie sie machen*"! Dieses Bonusbuch bricht viele der häufigsten Fitnessfehler auf und entmystifiziert viele der Komplexitäten und der Wissenschaft, sich in Form zu bringen. Wenn Sie all diese Fitnesskenntnisse und -wissenschaften in einem umsetzbaren, schrittweisen Buch zusammengefasst haben, können Sie auf Ihrer Fitnessreise in die richtige Richtung starten! Um an unserem kostenlosen E-Mail-Newsletter teilzunehmen und Ihr kostenloses Buch zu erhalten, besuchen Sie bitte den Link und melden Sie sich an: **www.hmwpublishing.com/gift**

Wenn Ihnen dieses Buch gefallen hat, dann möchte ich Sie um einen Gefallen bitten, wären Sie so freundlich, eine Rezension für dieses Buch zu hinterlassen? Ich wäre Ihnen sehr dankbar!

Vielen Dank und viel Glück auf Ihrer Reise!

ÜBER DEN CO-AUTOR

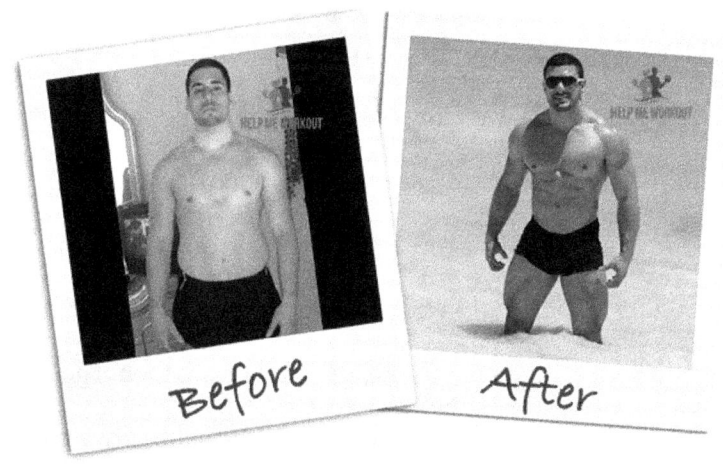

Mein Name ist George Kaplo. Ich bin ein zertifizierter Personal Trainer aus Montreal, Kanada. Ich beginne damit zu sagen, dass ich nicht der breiteste Typ bin, den Sie jemals treffen werden, und das war nie wirklich mein Ziel. Tatsächlich habe ich begonnen, meine größte Unsicherheit zu überwinden, als ich jünger war, was mein Selbstvertrauen war. Das lag an meiner Größe von nur 168 cm (5 Fuß 5 Zoll), die mich dazu drängte, alles zu versuchen, was ich jemals im Leben erreichen wollte. Möglicherweise stehen Sie gerade vor einigen

Herausforderungen oder Sie möchten einfach nur fit werden, und ich fühle mit Sicherheit mit Ihnen mit.

Ich persönlich war immer ein bisschen an der Gesundheits- und Fitnesswelt interessiert und wollte wegen der zahlreichen Mobbingfälle in meinen Teenagerjahren wegen meiner Größe und meines übergewichtigen Körpers etwas Muskeln aufbauen. Ich dachte, ich könnte nichts gegen meine Körpergröße tun, aber ich kann sicher etwas dagegen tun, wie mein Körper aussieht. Dies war der Beginn meiner Transformationsreise. Ich hatte keine Ahnung, wo ich anfangen sollte, aber ich habe gerade erst angefangen. Ich war manchmal besorgt und hatte Angst, dass andere Leute sich über mich lustig machen würden, wenn sie die Übungen falsch machten. Ich wünschte immer, ich hätte einen Freund neben mir, der sich auskennt, um mir den Einstieg zu erleichtern und mich mit allem vertraut gemacht hätte.

Nach viel Arbeit, Studium und unzähligen Versuchen und Irrtümern begannen einige Leute zu bemerken, wie ich fit wurde und wie ich anfing, mich für das Thema zu interessieren. Dies führte dazu, dass viele Freunde und neue Gesichter zu mir kamen und mich um Rat fragten. Zuerst kam es mir seltsam vor, als Leute mich baten, ihnen zu helfen, in Form zu kommen. Aber was mich am Laufen hielt, war, als sie Veränderungen in ihrem eigenen Körper bemerkten und mir sagten, dass es das erste Mal war, dass sie echte Ergebnisse sahen! Von dort kamen immer mehr Leute zu mir und mir wurde klar, dass es mir nach so viel Lesen und Lernen in diesem Bereich geholfen hat, aber es erlaubte mir auch, anderen zu helfen. Ich bin jetzt ein vollständig zertifizierter Personal Trainer und habe zahlreiche Kunden trainiert, die erstaunliche Ergebnisse erzielt haben.

Heute besitzen und betreiben mein Bruder Alex Kaplo (ebenfalls zertifizierter Personal Trainer) und ich dieses Verlagsprojekt, in dem wir leidenschaftliche und erfahrene

Autoren zusammenbringen, um über Gesundheits- und Fitnessthemen zu schreiben. Wir betreiben auch eine Online-Fitness-Website „HelpMeWorkout.com". Ich würde mich freuen, wenn ich Sie einladen darf, diese Website zu besuchen und sich für unseren E-Mail-Newsletter anmelden (Sie erhalten sogar ein kostenloses Buch).

Zu guter Letzt, wenn Sie in der Position sind, in der ich einmal war und Sie etwas Hilfe wünschen, zögern Sie nicht und fragen Sie... Ich werde da sein, um Ihnen zu helfen!

Ihr Freund und Coach,

George Kaplo
Zertifizierter Personal Trainer

Ein weiteres Buch kostenlos herunterladen

Ich möchte mich bei Ihnen für den Kauf dieses Buches bedanken und Ihnen ein weiteres Buch (genauso lang und wertvoll wie dieses Buch), „Gesundheits- & Fitnessfehler, von denen Sie nicht wissen, dass Sie sie machen", völlig kostenlos anbieten.

Besuchen Sie den untenstehenden Link, um sich anzumelden und es zu erhalten:

www.hmwpublishing.com/gift

In diesem Buch werde ich die häufigsten Gesundheits- und Fitnessfehler aufschlüsseln, die Sie wahrscheinlich gerade jetzt begehen, und ich werde Ihnen zeigen, wie Sie leicht in die beste Form Ihres Lebens kommen können!

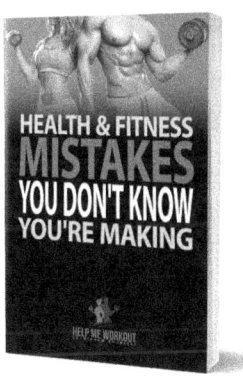

Zusätzlich zu diesem wertvollen Geschenk haben Sie auch die Möglichkeit, unsere neuen Bücher kostenlos zu bckommen, Werbegeschenke zu erhalten und andere wertvolle E-Mails von mir zu erhalten. Besuchen Sie auch hier den Link, um sich anzumelden:

www.hmwpublishing.com/gift

Copyright 2017 von HMW Publishing - Alle Rechte vorbehalten.

Dieses Dokument von HMW Publishing im Besitz der Firma A&G Direct Inc ist darauf ausgerichtet, genaue und zuverlässige Informationen in Bezug auf das behandelte Thema und den behandelten Sachverhalt bereitzustellen. Die Publikation wird mit dem Gedanken verkauft, dass der Verlag keine buchhalterischen, behörd-lich zugelassenen oder anderweitig qualifizierten Dienstleistungen erbringen muss. Wenn rechtliche oder berufliche Beratung erforderlich ist, sollte eine in diesem Beruf praktizierte Person bestellt werden.

Aus einer Grundsatzerklärung, die von einem Ausschuss der American Bar Association und einem Ausschuss der Verlage und Verbände gleichermaßen angenommen und gebilligt wurde.

Es ist in keiner Weise legal, Teile dieses Dokuments in elektronischer Form oder in gedruckter Form zu re-produzieren, zu vervielfältigen oder zu übertragen. Das Aufzeichnen dieser Veröffentlichung ist strengstens untersagt, und eine Speicherung dieses Dokuments ist nur mit schriftlicher Genehmigung des Herausgebers gestattet. Alle Rechte vorbehalten.

Die hierin bereitgestellten Informationen sind wahrheitsgemäß und konsistent, da jede Haftung in Bezug auf Unachtsamkeit oder auf andere Weise durch die Verwendung oder den Missbrauch von Richtlinien, Prozes-sen oder Anweisungen, die darin enthalten sind, in der alleinigen und vollständigen Verantwortung des Le-sers des Empfängers liegt. In keinem Fall wird der Herausgeber für Reparaturen, Schäden oder Verluste auf-grund der hierin enthaltenen Informationen direkt oder indirekt rechtlich verantwortlich oder verantwort-lich gemacht.

Die hierin enthaltenen Informationen werden ausschließlich zu Informationszwecken angeboten und sind daher universell. Die Darstellung der Informationen erfolgt ohne Vertrag oder Garantiezusage.

Die verwendeten Marken sind ohne Zustimmung und die Veröffentlichung der Marke ist ohne Erlaubnis oder Unterstützung durch den Markeninhaber. Alle Warenzeichen und Marken in diesem Buch dienen nur zu Erläuterungszwecken und gehören den Eigentümern selbst und sind nicht mit diesem Dokument verbunden.

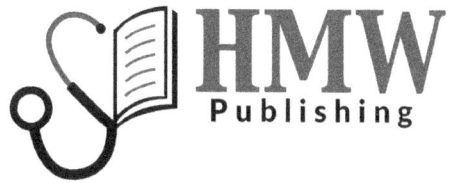

Für weitere tolle Bücher besuchen Sie uns:

HMWPublishing.com

www.ingramcontent.com/pod-product-compliance
Lightning Source LLC
LaVergne TN
LVHW011711060526
838200LV00051B/2865